NPPVと
ネーザルハイフロー

明日から使うための必修メソッド

著●滝澤 始
杏林大学医学部呼吸器内科教授

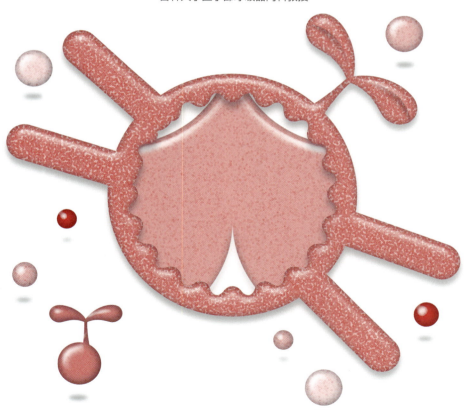

文光堂

はしがき

「シンプルレスピレータ～Step by Stepでマスターする呼吸管理の必修メソッド～」を2009年に刊行してから7年が経過した．レスピレータ管理をほとんど経験したことのない医師やコ・メディカルの方々が，まず大過なく初期設定ができるように，またそのための考え方が身に付くように記述したものであった．幸い読者の皆さんからご好評をいただき，お役にたてたことを喜んでいる．

しかし，呼吸管理の現場ではここ2，3年で大きな変革が起きている．すなわち，気管挿管をする前段階として，あるいはスタンダードな呼吸療法として，従来の酸素療法に加え，NHF（ネーザルハイフロー）とNPPV（非侵襲的陽圧換気療法）が普及し，この2つで重症の呼吸不全患者のおおよそ7～8割の初期的な呼吸管理がカバーされているのが実情である．

NHFはわが国に導入されてまだ数年を経た程度であって，標準的なガイドラインはまだなく，その有効性のエビデンスも十分ではないが，患者への負担が少なく，ほぼ100％の酸素吸入が可能となったインパクトは大きく，急速に普及している．一方NPPVはかなり定着し，呼吸器学会からガイドラインも出ているが，導入や初期設定の解説が主で，数日～数週間の経過，設定の変更などについて具体的な解説を記述したものは少ない．

以上の経緯から，このたび「NPPVとネーザルハイフロー～明日から使うための必修メソッド～」を，「シンプルレスピレータ」の姉妹編として刊行することになった．「シンプルレスピレータ」同様の執筆スタイルとし，臨床現場で遭遇することの多い症例について，時間の経過とともに必要な判断（NPPVを外せるか？ 気管挿管をすべきか？ など）を解説し，実地臨床の場ですぐに役立つ内容となるように配慮した．また，最近増えている在宅でのNPPVについても触れた．記述にあたっては，1例1例具体的な症例を仮想体験しながら，臨床的な流れを意識して，自然に呼吸管理法が身に付くように工夫した．各症例ごとにキーワードをとりあげ，また実地臨床で疑問に感じるであろう事柄をQ＆Aとして説明した．

本書が「シンプルレスピレータ」同様に皆さんのお役にたてば幸甚である．最後に二人三脚で本書上梓にご尽力いただいた文光堂編集企画部の末冨　聡氏に深謝申し上げる．

2017年2月好日

著者

目 次

序 章　呼吸管理の考え方は変わらねば：今でしょ？　1

第1章　初期設定はこうする　7

● ネーザルハイフロー（NHF）を初めて使う　8
症例1　重症市中肺炎の60歳男性からNHFの初期設定を学ぼう
- ● KEYWORD‥ネーザルハイフロー（NHF）とは？　11
- ● Q&A‥NHFの原理とは？　12

● 急性増悪例からNHFの設定と対応法を知る　14
症例2　特発性肺線維症急性増悪の72歳男性からNHFの設定と対応を学ぼう
- ● KEYWORD‥NHFの死腔洗い出し効果とは？　17
- ● Q&A‥特発性肺線維症の急性増悪の呼吸療法は？
　　　　～通常酸素療法 or NHF or NPPV？～　18

● COPDにNHFを使う　19
症例3　COPD増悪から呼吸困難となった77歳男性の例から学ぼう
- ● KEYWORD‥NHFのPEEP効果？　22
- ● Q&A‥NHFの適応と禁忌とは？　23

● 急性心不全にNHFを使う　25
症例4　急性心不全へのNHFの使い方を学ぼう
- ● KEYWORD‥NHFの限界を学ぶ　28
- ● Q&A‥急性心不全の呼吸管理　28

● NPPVの初期設定を理解する　30
症例5　COPD増悪の75歳男性からNPPVの初期設定を学ぼう
- ● KEYWORD‥NPPVの基本を学ぼう　36
- ● Q&A‥NPPVの利点と欠点とは？　39

症例6 ●NPPV のリークとその対策を知る　　40
COPD 増悪の 67 歳男性から NPPV のリークとその対策を学ぼう
- ●KEYWORD‥マスクフィッティングのコツ　44
- ●Q&A‥NPPV のリークとは？ その対策　45

症例7 ●NPPV 管理中のアラーム対策を知る　　47
COPD 増悪の 80 歳男性から NPPV 管理中のアラーム対策を学ぼう
- ●KEYWORD‥V60 を解剖する！　52
- ●Q&A‥アラームへの対処法　55

症例8 ●NPPV についてより詳しく！ より実際を知る　　56
COPD 増悪の 70 歳男性から NPPV の実際を学ぼう
- ●Q&A‥NPPV では鎮静はしない？　64
- ●KEYWORD‥NPPV の適応を学ぼう　65

症例9 ●心不全における NPPV の使用法を知る　　67
72 歳心不全急性期患者から NPPV を学ぼう
- ●KEYWORD‥急性肺水腫（心不全）患者における NPPV　69
- ●Q&A‥VSA（適応補助換気，adaptive servo ventilation）とは？　70

症例10 ●喘息重篤発作に NPPV を使う　　71
喘息重篤発作の 42 歳男性から喘息における NPPV の適応と実際を学ぼう
- ●KEYWORD‥喘息の呼吸管理のエビデンス　76
- ●Q&A‥NPPV：喘息重症発作での適応？　77

症例11 ●ARDS に NPPV を使う　　79
敗血症の 85 歳女性の例から ARDS の NPPV を学ぼう
- ●KEYWORD‥ARDS の呼吸管理の選択　83
- ●Q&A‥ARDS での NPPV の利点と欠点　83

症例12 ●筋萎縮性脊索硬化症（ALS）に NPPV を使おう　　85
66 歳男性の ALS 患者から NPPV の使い方を学ぼう
- ●KEYWORD‥神経筋疾患の呼吸管理　88
- ●Q&A‥神経筋疾患における呼吸リハビリテーション　90

第2章 装着中の管理・対処法　　91

● 高齢者肺炎からNHFの管理を知る　　92
症例 13
嚥下性肺炎の88歳男性からNHFの管理を学ぼう
- KEYWORD‥NHF中の食事とは？ 誤嚥の可能性は？　95
- Q&A‥NHF中のケアとは？　95

● NPPVの合併症とその対策を理解する　　97
症例 14
COPD増悪の72歳男性からNPPVの合併症とその対策を学ぼう
- Q&A‥NPPVにおけるインフォームドコンセント　101
- KEYWORD‥NPPVの合併症と対策　102

● 呼吸管理困難例でのAVAPSの使い方を知る　　103
症例 15
経過中の呼吸管理が困難な59歳男性からAVAPSの使い方を学ぼう
- KEYWORD‥AVAPSの使い方　109
- Q&A‥Ramp機能とは？　110

● 免疫不全に伴う呼吸不全にNPPVを使う　　111
症例 16
66歳男性の例から免疫不全に伴う呼吸困難へのNPPVの使い方を学ぼう
- KEYWORD‥免疫力低下でのNPPV　115
- Q&A‥NPPV中の感染防止のケア　116

● 免疫低下状態でのNHFの使い方を理解する　　117
症例 17
70歳男性の例から免疫低下状態の呼吸困難へのNHFの使い方を学ぼう
- KEYWORD‥酸素投与時の粘膜繊毛クリアランス　119
- Q&A‥免疫力低下患者のベストの呼吸管理法？　120

第 3 章　呼吸補助療法から次のステップへ：離脱か挿管か　121

● IPPV から NHF への移行について理解する　122

症例 18　77 歳男性の ARDS 例から IPPV から NHF への移行について学ぼう
- ● KEYWORD‥挿管下人工呼吸後の NHF　127
- ● Q&A‥抜管後の再挿管の対処と防止策とは？　128

● NPPV からの離脱の実際を知る　129

症例 19　COPD 増悪の 67 歳男性で NPPV からの離脱を学ぼう
- ● KEYWORD‥NPPV からの離脱の前提条件　133
- ● Q&A‥NPPV からの離脱の実際とは？　134

● NPPV から IPPV への移行について理解する　135

症例 20　ARDS の 70 歳男性で NPPV から IPPV への移行を学ぼう
- ● KEYWORD‥NPPV からいつ挿管下 IPPV への移行を決断するべきか　141
- ● Q&A‥IPPV へ移行する前にするべきこと？　142

● COPD 患者の退院後の NPPV を考える　143

症例 21　75 歳男性の COPD 増悪例から退院後の在宅 NPPV のケアまでを学ぼう
- ● KEYWORD‥NPPV でのメンタルケア　148
- ● Q&A‥在宅 NPPV のケア　149

■略語表　151
■索　引　152

COLUMN

高流量システムを理解する！　6

COPD の増悪とは何か？　32

COPD 増悪時の初期設定のコツ：だいじなので重複を恐れず……　59

V60 について　60

著者，編集者，監修者ならびに弊社は，本書に掲載する医薬品情報等の内容が，最新かつ正確な情報であるよう最善の努力を払い編集をしております．また，掲載の医薬品情報等は本書出版時点の情報等に基づいております．読者の方には，実際の診療や薬剤の使用にあたり，常に最新の添付文書等を確認され，細心の注意を払われることをお願い申し上げます．

序章

呼吸管理の考え方は変わらねば：今でしょ！

序章 呼吸管理の考え方は変わらねば：今でしょ！

序章では以下の実際的な設定などを理解するための基礎を述べたいと思います

1. 呼吸管理を要する人をみたら：pre-NHF 時代

ついこのあいだまでは，呼吸不全患者を初めてみたときからの呼吸管理の流れは**図1**のようでした．

つまり換気を補助する必要がないⅠ型呼吸不全では，ひたすら吸入酸素濃度をあげるための工夫，リザーバーバッグ付きマスクなどの換気量によって吸入酸素濃度 FIO_2 を高める戦略でした．ただ，これらの方法では換気量による FIO_2 の変動に加え，気道の乾燥などが問題になり，それを克服するためにマスクを使うと患者の負担が大きく，食事や会話に支障が大でした．

一方，換気補助が必要なⅡ型呼吸不全では，マスクによる NPPV が用いられますが，気道抵抗の上昇などによる換気量の変動が課題でした．また，マスクによる患者の負担が問題でした．

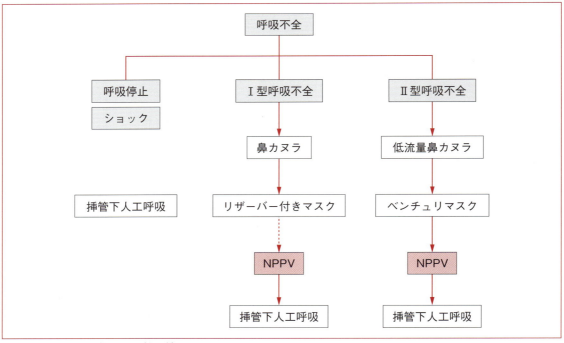

図1　pre-NHF 時代の呼吸管理法

表1 NHFと従来の酸素供給システムとの比較

	NHF	鼻カヌラ	リザーバー付きマスク	インスピロンR
システム	高流量システム	低流量システム	低流量システム	高流量システム
可能なF_{IO_2}	0.21〜1.0	0.21〜0.4	〜0.6	〜1.0
装具	鼻カヌラ	鼻カヌラ	マスク	マスク
気道乾燥	(−)	(+)	(−)	(−)
飲食	可能	可能	困難	困難

2. この数年の呼吸管理の変貌

それは「確実に気道を確保し，換気を維持する手法」から，「患者の快適さを優先する療法」へ，というパラダイムシフト（革新的な変化）でした．

こうした呼吸管理を巡るストラテジー（戦略）の変貌の陰には，呼吸管理の機器の進歩とさまざまなセーフティーネットの充実がありました．その詳細は本文をご覧いただきたいと思いますが，その2大出来事は，疑いなくネーザルハイフロー nasal high flow（NHF）の出現と，V60などのNPPV機器の発達があります．

 ネーザルハイフローとは？ 何が新しく，何が変わったのか？

それはこの新たな高流量システム，つまり患者の換気量にかかわらず一定のF_{IO_2}を供給できるシステムが，気道乾燥の心配なく供給できることが実現した，ということです！これは従来の最も高濃度の酸素を供給できるリザーバー付きマスクと比較するとその革新性が明らかですね（**表1**）（コラムも参照）．

 NPPVとは？ ここまできたNPPV

とくに最新鋭のV60をはじめ，在宅用のNPPV機器にもコンピュータ制御による換気量を保証するモードなどが装備され，以前よりいっそうNPPVの守備範囲が広がりました．

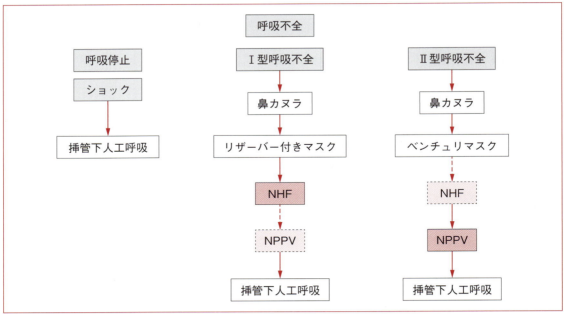

図2 NHF時代の呼吸管理法

3. NHF時代の呼吸管理のストラテジー (図2)

 ネーザルハイフローとNPPV ～その相互関係と位置づけ～

　以上から，主にF_{IO_2}をあげたいⅠ型呼吸不全ではNHFを，換気量をあげたいⅡ型呼吸不全ではNPPVを，というストラテジーにシフトしました（**図2**）．

 その将来性

　NHFについては，当初機器の価格が高価であり，また保険診療点数では赤字になっていたので，各施設ではかなり使用を限定していたのですが，平成28年度から1日160点算定できるようになり，一般病棟にも導入する施設がふえました．今後さまざまな臨床応用へと広がると思われます．NHFのもつ気道粘膜保護効果に加え，死腔洗い出し効果や軽度のPEEP効果は，現状の「低流量酸素療法で対処できないのでNHFで」というスタンスから，「**とりあえず禁忌でないならNHFで**」酸素療法を開始する，という考えに変わる可能性が大と思います．

　NPPVについては，院内専用機のV60のようにAVAPSという換気量をコンピュータ制御で保障するモードも装備しています．マスクを用いるという方法論はまだしばらく変わらないでしょうが，睡眠時無呼吸症候群で導入されているピロータイプではより違和感が少なくなっていて，将来より多く利用されるかもしれません．

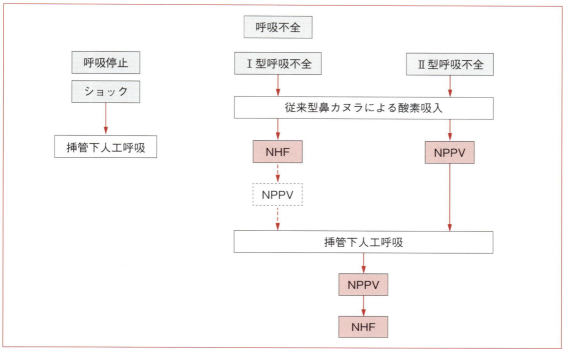

図3 これからのそして近未来の呼吸管理法

4. 来たるべき時代の呼吸管理戦略 (図3)

　以上の動向を踏まえると，図2の現行の考え方をあと一歩進めて，通常の鼻カヌラによる酸素療法ではちょっと……という段階からNHFになると予感されます．つまり，図3のように，呼吸不全患者⇒従来型鼻カヌラによる酸素吸入⇒Ⅰ型ならNHF，Ⅱ型ならNPPVを選択，というふうにより明確になると思います．そして，挿管下人工呼吸器もNPPVの機器とボーダーレスになってゆくでしょう．実際ハイフローセラピーモードを有するオールインワンの人工呼吸器も開発されつつあります．そう，限りなく患者にやさしく安全な呼吸管理法へ向けて……．

COLUMN

高流量システムを理解する！

　成人の1回換気量を500mLとして，吸気時間を1秒間と仮定すると，常に500mL吸えるようにするためには500mL×60回/分＝30L/分の流量が必要です．つまり呼吸状態にかかわらず常に一定の濃度の酸素を吸えるシステム，これを高流量システムといいますが，そのためには最低30L/分の流量が必要というわけですね．

　この条件を満たすのは，ベンチュリマスクとNHFということになります．それ以外の鼻カヌラや酸素マスクなどはどれも低流量システムであり，換気量によってF_{IO_2}が左右されるというわけです．

第1章
初期設定はこうする

症例 1　ネーザルハイフロー(NHF)を初めて使う

重症市中肺炎の60歳男性からNHFの初期設定を学ぼう

- 60歳男性．3日前から悪寒戦慄とともに39℃の発熱，咳，痰，呼吸困難が出現し救急車で来院．血圧110/50 mmHg，脈拍120回整，呼吸数30回/分で浅く過呼吸，チアノーゼあり，意識レベルJCS-0
- 両側肺野に粗いcrackles聴取，心音は雑音なく不整なし
- 動脈血ガス分析はマスク酸素10 L/分下 PaO_2 55 mmHg，$PaCO_2$ 28 mmHg，pH 7.48，HCO_3^- 22.5 mEq/L
- 胸部レントゲン像では右下葉を中心に両側肺野に広範に浸潤陰影が認められた．

☑ CHECK POINT

STEP 1：病態をとらえる
- ☐ 低酸素血症はあるか？
- ☐ その病態は？
- ☐ 低酸素血症の程度は？
- ☐ 全身状態はどうか？
- ☐ 自発呼吸の状況と鎮静化の必要性

STEP 2：思考回路
- ☐ 高度のⅠ型呼吸不全からNHFの使用を考える

STEP 3：初期設定はこうする
- ☐ NHFをどう設定するか？
- ☐ アラーム設定はどうするか？

STEP 4：次の30分はこうする
- ☐ SpO_2（PaO_2），$PaCO_2$はどうか？

STEP 5：次の1時間はこうする
- ☐ SpO_2（PaO_2），$PaCO_2$はどうか？

STEP 6：はじめの12時間での目標
- ☐ FIO_2を0.6（60％）までさげられるか？
- ☐ 次のステップはどうするべきか？

STEP 1：病態をとらえる

① **高度の低酸素血症**：マスク酸素 10 L／分でも SpO_2 85％であり，$PaCO_2 < 45$ mmHg なので I 型呼吸不全．その原因は，肺胞レベルのガス交換障害．

- □ 同時に酸素化指数 oxygenation index ＝ PaO_2 / F_{IO_2} を計算します．このケースでは正確にはわかりませんが，$F_{IO_2} \sim 0.6$ と仮定して $55 / 0.6 = 91$ です．

② **肺胞レベルのガス交換障害**：その原因は重症市中肺炎．

STEP 2：思考回路

① **治療の選択**：静脈ルートを確保し喀痰検査を提出するとともに，重症市中肺炎の初期治療として PIPC ＋ Tazobactam を開始した．
② **呼吸療法の選択**：呼吸療法としては，$PaCO_2 < 45$ mmHg で換気量は保たれており，意識はほぼ清明，苦悶様であるが，対話ができ理解力もあることから，まずは自発呼吸のままで，より高濃度の酸素投与を選ぶ．すなわちネーザルハイフロー nasal high flow（NHF）を選択．NHF の説明の後，初期設定を行う．

- □ **NHF の適応**：
  1. 酸素マスク（貯気バッグつき）など従来の酸素投与法では $SpO_2 > 90$％を得られない I 型呼吸不全
  2. II 型呼吸不全（条件付き）：$PaCO_2 < 50$ mmHg のような軽症例や NPPV 拒否例などに限定．高度の $PaCO_2$ の貯留のある場合は，換気補助のために積極的に NPPV を選ぶべきですね．
- □ **NHF の禁忌**：下記に相当する状態がないかをチェックする．
  1. 自発呼吸消失
  2. 気道確保不能
  3. 循環動態不安定
  4. 患者の非協力など

STEP 3：初期設定はこうする

① **初期設定**：
  - 吸入酸素濃度（F_{IO_2}）：0.8（80％）：前治療と同じか ＋0.2 で開始
  - 流量：40 L／分：吸気時に気流が外へ流出していることを確認
② **鼻カヌラの調整（図1）**：鼻のプロング（鼻孔に入る部分）は 3 サイズあり，患者の鼻孔の大きさに合わせて選択する．
  - 装着する際は，回路の重みに耐えられるようネックストラップを装着する．

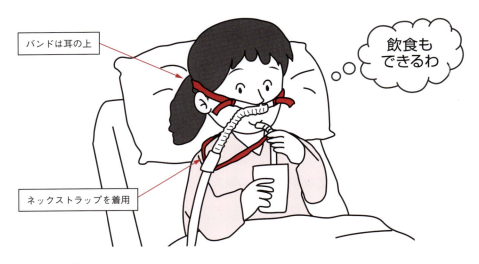

図1　NHFの装着

STEP 4：次の30分はこうする

① 何をモニターするか？：呼吸状態（頻呼吸や補助呼吸筋などの呼吸筋疲労の徴候），SpO_2（PaO_2），$PaCO_2$
② SpO_2（PaO_2）をみて条件を修正：目標：$SpO_2 > 95\%$を維持する．モニターをつける．
③ 30分後に動脈血ガス分析をする：
- データ：PaO_2 70 mmHg，$PaCO_2$ 38 mmHg，pH 7.400，HCO_3^- 24.0 mEq/L
- 呼吸数：20回／分でとくに努力呼吸などの徴候はない．

> **HINT!**　□ PaO_2が低すぎたら（60 mmHg以下，あるいは$SpO_2 < 90\%$）
> ・F_{IO_2}をあげる……まず1.0（100％）まであげ，SpO_2をモニターする．

④ $PaCO_2$をみる：とくに上昇がないのでこのまま．
● 行った対策 ●
- 吸入酸素濃度（F_{IO_2}）：0.8（80％）のまま．
- 流量：40 L／分のまま．

STEP 5：次の1時間はこうする

① 何をモニターするか？：呼吸状態，SpO_2（PaO_2）．
② SpO_2（PaO_2）をみて条件を修正：目標：$SpO_2 > 95\%$を維持する．
③ 1時間後に動脈血ガス分析をする：
- データ：PaO_2 60 mmHg，$PaCO_2$ 40 mmHg，pH 7.38，HCO_3^- 24.5 mEq/L

●行った対策●
- FiO_2：1.0（100%）へあげた．
- 流量：40L／分

STEP 6：はじめの 12 時間での目標

① FiO_2 を 0.6（60%）まで下げる．

●対応と結果●

① FiO_2：0.6（60%）．
② 動脈血ガス：PaO_2 85 mmHg，$PaCO_2$ 50 mmHg，pH 7.390，BE + 3.2

ほぼ目標が達成された．自発呼吸も 20 回／分で意識清明，努力呼吸なし．

ネーザルハイフロー（NHF）とは？

- ネーザルハイフロー nasal high flow（NHF）とは，文字通りネーザル（鼻）カヌラからハイフロー（高流量）の酸素を吸入するシステムです．つい数年前からわが国でも普及してきた画期的な方法です．
- 何がそんなに画期的かというと，今までの方法では不可能だったことを同時に 2 つ可能にした点です．一つ目はハイフロー，つまり高流量システムで吸入酸素濃度も最大 100%（つまり $FiO_2 = 1.0$）が可能なことです．従来，高濃度の酸素を吸入するための方法としては，リザーバー付きマスクで 10〜15L／分（壁付きの酸素の最大流量は 15L／分）を流す方法が主なやり方でした．しかし，これでもせいぜい FiO_2 は 80〜90%程度で，かつ呼気中の二酸化炭素を再吸入する危険性もありました．こうした点は低流量システム（流量＜30L／分）の限界で，換気量により吸入酸素濃度が上下しうるという欠点がありました．（高流量と低流量の違い，あるいは高濃度との関係は，やややややこしいのです．この辺については，序章の表 1 を見てください）
- 二つ目は，FiO_2 100%を鼻カヌラで可能にした点です．マスク呼吸は口鼻を覆う必要があり，会話もしにくく，食事もできませんね．そうかといって，鼻カヌラでは酸素流量が増加するにつれ上下気道が乾燥してしまいます．NHF では加温加湿器と熱線入り回路で 37℃ 相対湿度 100%の混合ガスを供給でき，快適性と気道の粘液線毛クリアランスを維持し排痰を促すことができるのです．

第1章●初期設定はこうする

Q&A　NHFの原理とは？

- ではなぜ前述のKEYWORDのようなことが可能となったのでしょう？
- NHFの基本構造を図2に示します．

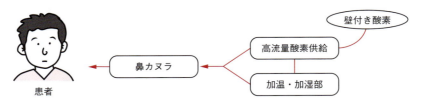

図2　NHFの原理
NHFは鼻カヌラ，高流量酸素供給，加温・加湿部からなります．

- 酸素と空気の混合ブレンダーと酸素濃度計が付属しています．このブレンダーには2種類あって，一つは酸素配管と圧縮空気配管からのガスを混合させるもので，他は酸素配管からの酸素ガスに周囲の空気を吸い込んで混合させるベンチュリ型のものです．
- 高性能加温加湿器とセンサー付きの熱線入り加温回路で構成されていて，鼻腔内でほぼ体温に相当する相対湿度100％のガスとなり，高流量であっても上気道の乾燥を防ぐことができ，また専用鼻カヌラは径が大きいので，直接鼻粘膜にガスがジェット状に吹き付けないような構造となっています．
- 図3に実際に用いられている機器の外観を示します．

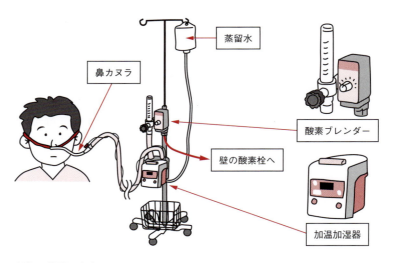

図3　NHFの実際の機器の概観

ココがポイント！
- NHF は重症の I 型呼吸不全例が最もよい適応である．
- FIO_2 は前の治療と同じか +0.2 に設定．
- 流量は 30L /分以上で，かつ吸気時に気流が外方にもれ出ていること．

この症例から学んだこと

● 重症の I 型呼吸不全における NHF の初期設定を学んだ

症例 2

急性増悪例からNHFの設定と対応法を知る

特発性肺線維症急性増悪の72歳男性からNHFの設定と対応を学ぼう

- 3年前から労作時息切れと軽い咳が出現し,特発性肺線維症と診断されピルフェニドン内服で外来通院となっていた.2,3日前から38.0℃の発熱,咽頭痛,鼻水とともに呼吸困難が出現.血圧155/80,脈拍112回整,呼吸数32回/分で浅く,チアノーゼあり,意識レベルJCS-1
- 両側肺野にfine crackles聴取,心音は雑音なく不整なし
- 動脈血ガス分析はPaO_2 42 mmHg,$PaCO_2$ 30 mmHg,pH 7.45,BE 1.0(室内気吸入下)
- 胸部レントゲン像では両側全肺野に線維性陰影に加えスリガラス陰影が認められる.
- 酸素ネーザル6L/分を開始してSpO_2 85%,マスク酸素10L/分でもSpO_2 90%であり静脈ルートを確保するとともに,NHFを開始したい.

☑CHECK POINT

STEP 1:病態をとらえる
- ☐ 低酸素血症はあるか?
- ☐ その病態は?
- ☐ 低酸素血症の程度は?
- ☐ 全身状態はどうか?
- ☐ 自発呼吸の状況と鎮静化の必要性はあるか?

STEP 2:思考回路
- ☐ 高度のⅠ型呼吸不全の診断からNHFの使用を考える

STEP 3:初期設定はこうする
- ☐ NHFの設定は?
- ☐ アラーム設定はどうするか?

STEP 4:次の30分はこうする
- ☐ SpO_2(PaO_2),$PaCO_2$はどうか?
- ☐ FiO_2はどうか?

STEP 5:次の1時間はこうする
- ☐ SpO_2(PaO_2),$PaCO_2$のモニター

> **STEP 6**：はじめの 12 時間での目標
>
> ☐ F_{IO_2} を 0.6（60％）までさげられるか？
> ☐ 次のステップは？

STEP 1：病態をとらえる

① **高度の低酸素血症**：その原因は，$AaDO_2 = 150-30 / 0.8-42 = 65\,mmHg > 15$ ゆえ，肺胞レベルのガス交換障害．

☐ 酸素化指数 oxygenation index $= P_aO_2 / F_{IO_2}$ を計算します．このケースでは $42 / 0.21 = 214$ です．

② **肺胞レベルのガス交換障害の原因**：特発性肺線維症の急性増悪．

☐ 特発性肺線維症の急性増悪とは何か？
Ⅰ型急性呼吸不全の原因は原疾患の特発性肺線維症の急性増悪によるものです．この疾患は本来慢性進行性の疾患ですが，感冒などをきっかけに 1 ヵ月以内に急激に呼吸不全に陥ることがあり，これを急性増悪といいます．病理学的には ARDS と同様，びまん性肺胞障害（diffuse alveolar damage, DAD）といわれる状態です．プレドニゾロンのパルス療法を中心とした各種薬物治療にも抵抗性で予後不良な病態です．呼吸管理は確立したものはありませんが，ARDS に準じたものが用いられます．

③ **呼吸管理法の選択**：NHF．

☐ ARDS の場合と同様ですが，Ⅰ型呼吸不全では，まずは鼻カヌラ⇒マスク⇒バッグ付きマスクが選択され，それでも低酸素血症が改善されない場合は，NHF を選択します．それでも呼吸筋疲労などで SpO_2 が上昇しない場合は，NPPV⇒挿管下人工呼吸，の順で検討します．

④ **全身状態**：バイタルのモニターと安定が先決．

STEP 2：思考回路

① **重症のⅠ型（$PaCO_2$ の上昇なし）呼吸不全**：浅い頻呼吸で呼吸困難感が強い→ NHF を開始する．

STEP 3：初期設定はこうする

① 鎮痛・鎮静は不要．

② NHF．
③ **流量**：30 L／分．：
④ **F$_{IO_2}$ 1.0 で開始**：重症 I 型呼吸不全ゆえ，まず初めは F$_{IO_2}$ = 1.0 で開始し，その後血液ガスデータなどをもとにさげてゆきます．

STEP 4：次の 30 分はこうする

① **何をモニターするか？**：S$_{pO_2}$（P$_{aO_2}$），P$_{aCO_2}$ と呼吸数と努力性かどうか．
② **S$_{pO_2}$，P$_{aO_2}$ をみて条件を修正**：目標：S$_{pO_2}$ ＞ 95％を維持する．
③ **30 分後に動脈血ガス分析をする**：
・データ：P$_{aO_2}$ 76 mmHg，P$_{aCO_2}$ 40 mmHg，pH 7.380，BE －0.8
・患者も「楽になりました」，呼吸数も 18 回／分へ減少

- □ **P$_{aO_2}$ が低すぎたら（60 mmHg 以下，あるいは S$_{pO_2}$ ＜ 90％）**：
 ・NPPV への移行を検討する．
 ・病状の経過を本人家族に説明：次の呼吸管理法についても．
- □ **P$_{aO_2}$ が高すぎたら**：F$_{IO_2}$ を 0.2 づつ下げてゆく．

●**行った対策**●
・このままを保持．
・急性増悪に対して，メチルプレドニゾロンのパルス療法を行った．

STEP 5：次の 1 時間はこうする

① **何をモニターするか？**：S$_{pO_2}$（P$_{aO_2}$），P$_{aCO_2}$ と呼吸状態．
② **S$_{pO_2}$（P$_{aO_2}$）をみて条件を修正**：目標：S$_{pO_2}$ ＞ 95％を維持する．
③ **1 時間後に動脈血ガス分析をする**：
・データ：P$_{aO_2}$ 105 mmHg，P$_{aCO_2}$ 40 mmHg，pH 7.350，BE 0

●**行った対策**●
・このまま．

STEP 6：はじめの 12 時間での目標

① **主に S$_{pO_2}$ をみながら F$_{IO_2}$ を 0.6（60％）までさげる．**
F$_{IO_2}$ 0.4 で S$_{pO_2}$ ＞ 95％が維持できた．

STEP 7：人工呼吸開始後 24 時間

① **NHF F$_{IO_2}$ 0.4 の条件下で**：

動脈血ガス：PaO_2 85 mmHg, $PaCO_2$ 40 mmHg, pH 7.390, BE +3.2
その後ステロイドを漸減し第28病日に退院できた．

NHFの死腔洗い出し効果とは？

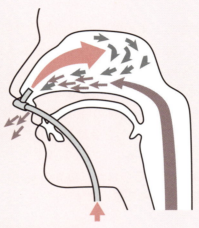

呼気時に流れるフローにより，鼻腔内の死腔量が低減し，換気効率が改善されます．

図　死腔洗い出し効果

　常時流れる高流量により，鼻咽頭の解剖学的死腔内にたまった呼気を洗い流すことができます．その結果，死腔量が減少するので，肺胞換気量が増加します．つまり，分時肺胞換気量＝1回肺胞換気量×呼吸回数ですね．1回肺胞換気量，つまり肺胞レベルで新たに入れ替わる換気量が（1回換気量－死腔量）であることはご存知ですね．たとえば1回換気量が500 mL，死腔量は通常150 mL，呼吸数12回/分だと，分時肺胞換気量＝1回肺胞換気量×呼吸回数＝(500－150)×12＝4.2 L/分ですね．これがNHFで死腔量がゼロになると，500×12＝6 L/分と増加するわけです．したがって，酸素化を改善します．
　（Kernic J, et al. Aust Crit Care 23：53-70, 2010）
　また高流量の高濃度酸素投与および死腔の洗い流しにより，精度の高いFiO_2を実現できる（Dysart K, et al. Respir Med 103：1400-1405, 2009）と報告されています．COPDのⅡ型呼吸不全，つまり肺胞換気量が低下することにより$PaCO_2$が上昇するわけですが，NHFでは上記の理由で肺胞換気量を増やす効果があります．（Fricke K, et al. Respir Med Case Rep 19：115-117, 2016）

Q&A 特発性肺線維症の急性増悪の呼吸療法は？〜通常酸素療法 or NHF or NPPV？〜

- 残念ながら現時点では，そのような比較試験はありません．
- Ⅰ型の急性呼吸不全で，通常酸素療法 or ネーザルハイフロー or NPPV を比較した成績が 2015 年に NEJM に報告されました．(Frat JP, et al. N Engl J Med 372：2185-2196, 2015)
- それによると，市中肺炎などの急性呼吸不全患者をランダムに3つの呼吸管理法に割り付け，28日後の時点で挿管下人工呼吸になった率を比較しました．結果は，NHF群 38％ (40 of 106 patients)，従来群 47％ (44 of 94) そして NPPV 群 50％ (55 of 110) で3群間に有意差がなかったそうです．ただ，2次評価項目である人工呼吸器フリーの日数や 90 日の時点での死亡率は有意に NHF 群で優れていました．
- 批判は，2,000例以上を登録した中で試験に組み込まれたのがわずか310例という点です．そのため症例にかなり偏りがあるのではないかと危惧されています．
- NHF の評価は，そのほかに患者の QOL，つまり会話や食事がかなり普通にできるなどを勘案するべきと思います．

ココがポイント！

- 重症Ⅰ型呼吸不全での NHF は高めの F_{IO_2} で開始し，反応をみて低下してゆく．

この症例から学んだこと

- NHF により死腔量を減少させ酸素化を改善できる．

症例

3 COPDにNHFを使う

COPD増悪から呼吸困難となった77歳男性の例から学ぼう

- 77歳の男性．中等症のCOPDで外来通院していた．安定期にはLAMAの吸入により修正MRCで2程度の息切れでSpO_2 96％であった．3日前から鼻水，37.0℃の発熱とともに，膿性喀痰と呼吸困難を認め本日救急受診した．
- 来院時，意識レベルは清明，両側肺野に軽度wheezeを認め，室内気下でpH 7.36，$PaCO_2$ 56.0 mmHg，PaO_2 46.0 mmHg，HCO_3^- 30.6 mEq/Lであった．

☑CHECK POINT

STEP 1：病態をとらえる
- ☐ 低酸素血症はあるか？
- ☐ その病態は？
- ☐ 低酸素血症の程度は？
- ☐ 全身状態はどうか？
- ☐ 自発呼吸の状況と鎮静化の必要性はあるか？

STEP 2：思考回路
- ☐ COPD急性増悪の診断からNPPVまたはNHFの使用を考える

STEP 3：初期設定はこうする
- ☐ 設定はどうするか？

STEP 4：次の30分はこうする
- ☐ SpO_2（PaO_2），$PaCO_2$はどうか？
- ☐ アラームにどう対処するか？

STEP 5：はじめの12時間での目標
- ☐ FIO_2をどこまでさげられるか？

STEP 1：病態をとらえる

① 低酸素血症はあるか？：室内気下で pH7.36，$PaCO_2$ 56.0mmHg，PaO_2 46.0mmHg，HCO_3^- 30.6mEq／L で，低酸素血症は明らか．

- また病態診断としては，$PaCO_2 > 45$mmHg かつ $AaDO_2 = 150-56/0.8-46 = 34 > 15$mmHg ですので，肺胞低換気と肺胞レベルのガス交換障害療法による呼吸不全です．そして，pH をみると pH7.36 ギリギリ正常範囲にあり，[HCO_3^-]が 30.6mEq／L と増加して pH を維持するように補正されています．つまりある程度時間がたった呼吸不全と判断します．

② 低酸素血症の程度は？：COPD の増悪による慢性呼吸不全の急性増悪．
③ 全身状態はどうか？：BP 144／80，HR 102／分，RR 20／分，体温 37.4℃です．聴診では，全肺野で wheeze と呼気の延長がありました．そして重要なのは意識状態ですが現在清明であり，CO_2 ナルコーシスのリスクは深刻ではありません．
④ 自発呼吸の状況と鎮静化の必要性：呼吸数は正常上限（= 20 回／分）です．

STEP 2：思考回路

① 呼吸不全に対する治療とその原因の治療を分けて考える．
② 呼吸不全の治療：COPD の増悪による II 型慢性呼吸不全の急性増悪：低酸素状態からの脱却と CO_2 ナルコーシスの防止．
③ 呼吸療法の優先順位：患者からみて侵襲の少ないものから，必要に応じて step up．

- 具体的には，まず，鼻カヌラで低流量（具体的には 0.5 〜 1L／分）酸素投与を開始
  ➡ 20 〜 30 分後に動脈血ガス分析を行い，$PaO_2 > 60$mmHg にならずかつ $PaCO_2$ が前回よりも低下がない場合：
  ➡ 従来では，ベンチュリーマスク（高流量マスク）での**酸素投与**：これで好転しなければ時を移さず NPPV の適応でした．
    ・ ここで NHF を考慮：もし，設備があるなら，NHF も選択できます．その理由は KEYWORD のとおりです．そして，それもダメなら（つまり $PaCO_2$ の低下が認められない場合），
    ・ NPPV の出番ですね．
    ・ それもダメで，適応があれば気管挿管下人工呼吸となります．

④ まずは NHF を検討した．

- □ COPDにおけるNHFの適応：酸素化効果とともに，あとのKEYWORDで述べるように軽度のPEEP効果があり，COPDの増悪患者において選択可能です．
- □ すぐNPPVを開始するほどではないⅡ型呼吸不全，つまり$PaCO_2$の上昇が比較的軽度で，肺胞換気量の低下はさほどでなく，むしろ肺胞レベルのガス交換障害がみられる場合に，検討します．
- □ NHFのNPPVに比べた大きな利点として，実施中も鼻カヌラがあるだけなので，会話はもちろん，飲水・飲食が自由にできますし，何と言ってもマスク装着が不要なので，患者さんが断然楽ですね．
- □ ただし，NHF開始で呼吸性アシドーシスが改善がなく，あるいは進行する場合，躊躇なくNPPVを行うべきです．

⑤ **原因の治療**：COPD増悪に対する治療：一般にABCつまり，Antibiotics（抗菌薬），Bronchodilator（気管支拡張薬の吸入），Corticosteroid（副腎皮質ステロイドの全身投与）が行われます．（Global strategy for the diagnosis, management, and prevention of COPD：Revised 2014. Global initiative for Chronic obstructive lung disease（GOLD）. http://www.goldcopd.org）

STEP 3：初期設定はこうする

① **導入手技**：NHFは患者の自発呼吸が前提なので鎮静は行わない．
② **設定条件**：
- ・流量 30L／分
- ・吸入酸素濃度 F_{IO_2} 0.3 で開始

- □ COPD増悪時の初期設定のコツ～より細部にこだわる！～
  - ・流量：初期設定としては30L／分から開始するのが一般的．患者の分時換気量を超える分時流量を流すことが，設定どおりの酸素濃度を供給するための前提条件です．したがって，患者の口や鼻の周りに手を当てて，吸気時に外気の吸い込みがあれば，流量が不足しています．吸気時にも鼻孔周囲からガスが漏れるように流量を設定します．
  - ・吸入酸素濃度（F_{IO_2}）：0.21～1.0まで設定可能ですが，COPDの場合は高濃度の設定は一般的には必要なく，0.3で開始

③ その他の設定について
- ・加温加湿：高流量だが加湿が十分になされているため鼻が痛くなることはなく，精度の高いF_{IO_2}を維持できます．

STEP 4：次の30分はこうする

① **流量のチェック**：初期設定の30L／分で患者の口や鼻の周りに手を当てて，吸気時に外気の吸い込みがないことを確認．
② 呼吸数，SpO_2，自覚症状をチェック．
③ **動脈血ガス分析**：$PaCO_2$をチェック．

F_{IO_2} 0.3 で pH7.35, P_aCO_2 56.0mmHg, P_aO_2 76.0mmHg, HCO_3^- 30.2mEq／L で, 低酸素血症は改善し, しかも P_aCO_2 の上昇は認めません.

●行った対策●

このまま NHF を続行した.

STEP 5：はじめの12時間での目標

① S_pO_2, 呼吸状態, 呼吸数をモニター
② F_{IO_2} をどこまでさげられるか？：F_{IO_2} 0.3 で pH7.38, P_aCO_2 52.0mmHg, P_aO_2 102.0mmHg, HCO_3^- 33.2mEq／L で, 低酸素血症は改善し, しかも P_aCO_2 の上昇は認めません.

●行った対策●

このまま NHF を続行し F_{IO_2} 0.28 にさげた.
 ➡ その後：2日後には O_2 鼻カヌラ1L／分で S_pO_2 97％となり, 転院となった.

NHF の PEEP 効果？

NHF は COPD の治療に有効か？ この質問に答えるにはまだ十分なエビデンスはありません. 現在までの報告をまとめます.

1) 慢性期酸素療法との比較

慢性期の在宅酸素療法を継続している30名の COPD 男性患者を対象に, 2〜4L／分の鼻カヌラ酸素吸入 (NC) と, NHF (30L／分) と比較しました. NHF は経皮的 CO_2 分圧 ($TcCO_2$) を低下させ (NHF：43.3 vs NC：46.7mmHg, p＜0.001), I：E は低下 (0.75 vs 0.86, p＝0.02), 呼吸数も低下 (15.4 vs 19.2 bpm, p＜0.001) しました. さらに, 1回換気量は増加 (0.50 vs 0.40, p＝0.003) しました. このような変化が COPD における NHF の有効性を裏付ける機序と思われます. (Fraser JF, et al. Thorax 71：759-761, 2016)

2) NPPV との比較

11名の高二酸化炭素血症を有する安定期 COPD 患者で, 6週間の NHF (20L／分) と6週間の NPPV とを比較しました. 装着前 (平均 P_aCO_2 53.7mmHg) に比べ NHF では有意に低下しました (平均 P_aCO_2 45.5mmHg). NPPV でも同様に低下 (平均 P_aCO_2 46.4mmHg) し, NHF と NPPV とでは有意差はありませんでした. 著者らは安定期の P_aCO_2 増加例での治療に使用可能と結論しました. (Bräunlich J, et al. Multidiscip Respir Med 10：27, 2015)

3）NHFによる軽度のPEEP（positive end expiratory pressure）様効果

健常人では口を閉じた状態で，酸素流量を30，40，50L／分にすると気道内圧はそれぞれ1.93±1.25cmH$_2$O，2.58±1.54cmH$_2$O，3.31±1.05cmH$_2$Oと上昇し，流量が多いほど気道内圧は上昇しました．（Parke RL, et al. Respir Care 56：1151-1155, 2011）つまり，NHFには軽度のPEEP効果があるようです．

4）重症COPDにおけるNHFの短期効果

67例の重症COPD患者を対象にさまざまな流量のNHFを行い，その呼吸生理学的な効果を検討しました．その結果，施行2時間後の平均気道内圧は流量依存性に増加し，1回換気量は増加し，呼吸数は低下しました．分時換気量の計算値は減少したのですが，PaCO$_2$は低下しました．また呼吸困難感は改善，rapid shallow breathing index（RSBI）も低下し，呼吸仕事量の低下が示唆されました．（Bräunlich J, et al. Int J Chron Obstruct Pulmon Dis 11：1077-1085, 2016）高流量のガスによるwashout効果で死腔が減るために肺胞換気量が増加した可能性，また軽度のPEEP効果が気道閉塞を改善し呼気補助効果を示したものと推定されます．

Q&A　NHFの適応と禁忌とは？

- **適応疾患**：基本的には自発換気が保たれているあらゆる疾患の呼吸不全で適応はあると思います．宮本先生は**表**のような適応をあげています（宮本顕二．日呼吸誌3：771-776, 2014）．ただし，先生も指摘しているようにまだまだエビデンスが少なく，またたとえばCOPDの増悪時などではNHFに固執することなく，必要と判断したときは躊躇なくNPPVに進むことがだいじですね．

表　適応疾患

COPDおよびCOPDの急性増悪
肺炎
肺水腫
気管支喘息
急性肺損傷
肺挫傷
胸部外傷（胸郭動揺を含む）
ARDS
気管内挿管の抜管後
気管支鏡実施中の酸素吸入
急性心不全
終末期の低酸素血症（緩和を目的）

現時点で本装置の使用が考えられる疾患を示す．
なお，NHFが第一選択であることは意味しない．

■ **禁忌**：この点については，前掲の宮本先生の総説では，
1) $P_aCO_2 > 48\,mmHg$
2) 顔面の外傷で鼻カヌラを使えない状態
3) 気胸，あるいは気胸を疑うとき

の3つがあげられています．1)は本文でも述べたように高度の高二酸化炭素血症の場合は最初からNPPVを選択するべきというメッセージです．ですからP_aCO_2 48mmHgという境界線は絶対的なものではないと考えてください．たとえば，ふだんのP_aCO_2が50mmHg前後であるならそのレベルでもNHFが使えるでしょうし，逆にふだんのP_aCO_2が40mmHg以下なら48mmHgでもNPPVを選ぶべきかもしれません．そして2)は当然として，3)はどうでしょうか？ COPDの増悪でⅡ型呼吸不全の場合，もし気胸があれば，むしろNPPVや挿管下人工呼吸は禁忌となるでしょうから，軽度のPEEP効果のあるNHFが次善の処置として適応になるのではないかと思います．

ココがポイント！

- P_aCO_2の上昇が軽度のCOPD例ではNHFを第一選択としてもよい．

この症例から学んだこと

● COPDによるⅡ型呼吸不全でのNHFの適応と設定を学んだ．

症例 4 急性心不全に NHF を使う

急性心不全への NHF の使い方を学ぼう

- 3年前から労作時息切れと軽い咳が出現し，心房細動とそれに伴う軽度の心不全としてベータブロッカー内服で外来通院となっていた．2，3日前から38.6℃の発熱，咽頭痛，鼻水とともに呼吸困難が悪化した．血圧145/90 mmHg，脈拍112回不整，呼吸数30回/分で浅く，チアノーゼあり，意識レベルJCS-1，両側に下腿浮腫を認める．
- 両側肺野に coarse crackles 聴取，心音はⅡ/Ⅵの収縮期雑音
- 動脈血ガス分析は P_aO_2 40 mmHg，P_aCO_2 30 mmHg，pH 7.45，BE 1.0（室内気吸入下）
- 胸部レントゲン像では心拡大と両側肺野に肺門中心性の浸潤陰影が認められる．血清中BNP 562と上昇．
- 酸素ネーザル6L/分を開始して S_pO_2 88％，マスク酸素10L/分でも S_pO_2 90％であり静脈ルートを確保するとともに，NHFを開始したい．

☑ CHECK POINT

STEP1：病態をとらえる
- ☐ 低酸素血症はあるか？
- ☐ その病態は？
- ☐ 低酸素血症の程度は？
- ☐ 全身状態はどうか？
- ☐ 自発呼吸の状況？

STEP2：思考回路
- ☐ 診断からNHFの使用を考える

STEP3：初期設定はこうする
- ☐ なにを設定するか？

STEP4：次の30分はこうする
- ☐ S_pO_2（P_aO_2），P_aCO_2 はどうか？
- ☐ うまくゆかないときは？

STEP5：次の1時間はこうする
- ☐ S_pO_2（P_aO_2），P_aCO_2 をモニターする

STEP6：はじめの12時間での目標
- ☐ F_IO_2 を0.6（60％）までさげられるか？

STEP7：NHF開始24時間後
- ☐ S_pO_2（P_aO_2），P_aCO_2 をモニターしながら，F_IO_2 をさげる．

第1章 ● 初期設定はこうする

STEP 1：病態をとらえる

① **高度の低酸素血症**：その原因は，肺胞レベルのガス交換障害．

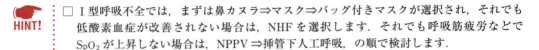
- □ I型急性呼吸不全の原因は心不全の悪化（肺水腫）によるものです．利尿薬の投与とともに，高度のI型呼吸不全に対してNHFの適応が考えられます．

② **呼吸管理法の選択**：NHF．

- □ I型呼吸不全では，まずは鼻カヌラ⇒マスク⇒バッグ付きマスクが選択され，それでも低酸素血症が改善されない場合は，NHFを選択します．それでも呼吸筋疲労などでSpO_2が上昇しない場合は，NPPV⇒挿管下人工呼吸，の順で検討します．

③ **全身状態**：バイタルのモニターと安定が先決．半起座位（ファーラー位）も呼吸困難軽減に効果的．

STEP 2：思考回路

① 重症のI型（$PaCO_2$の上昇なし）呼吸不全であり，浅い頻呼吸で呼吸困難感が強い：NHFを開始する．

STEP 3：初期設定はこうする

① 鎮痛・鎮静は不要．
② NHF．
③ 流量 30 L / 分．
④ FIO_2 1.0 で開始．

- □ まず初めは $FIO_2 = 1.0$ で開始し，その後血液ガスデータなどをもとにさげてゆきます．

STEP 4：次の30分はこうする

① 何をモニターするか？：SpO_2（PaO_2），$PaCO_2$．
② SpO_2（PaO_2）をみて条件を修正：目標：$SpO_2 > 95\%$ を維持する．
③ 30分後に動脈血ガス分析をする：
- データ：PaO_2 76 mmHg，$PaCO_2$ 40 mmHg，pH 7.380，BE−0.8
- 患者も「楽になりました」，呼吸数も 18 回 / 分へ減少

症例 4 ● 急性心不全に NHF を使う

> **HINT!**
> ☐ PaO_2 が低すぎたら（60 mmHg 以下，あるいは SpO_2 ＜ 90 %）：
> ・NPPV（CPAP）への移行を検討する．（症例 9 を参照）
> ・病状の経過を本人家族に説明：次の呼吸管理法についても．
> ☐ PaO_2 が高すぎたら：F_{IO_2} を 0.2 ずつさげてゆく．

●行った対策●
- このままを保持．
- 急性心不全に対して，フロセミド 40 mg の静脈内投与を行った．

STEP 5：次の 1 時間はこうする

① 何をモニターするか？：SpO_2（PaO_2），$PaCO_2$．
② SpO_2 PaO_2 をみて条件を修正：目標：SpO_2 ＞ 95 % を維持する
③ バイタルサイン：BP 124 / 76，PR 100，RR 18 / 分
④ 1 時間後に動脈血ガス分析をする：
　・データ：PaO_2 105 mmHg，$PaCO_2$ 40 mmHg，pH 7.350，BE 0
1 時間で 500 mL の排尿を認めた．

●行った対策●
- このままを保持．

STEP 6：はじめの 12 時間での目標

① 主に SpO_2 をみながら F_{IO_2} を 0.6（60 %）までさげる．
F_{IO_2} 0.4 で SpO_2 ＞ 95 % が維持できた．

STEP 7：NHF 開始 24 時間後

① NHF F_{IO_2} 0.4 の条件下で：
動脈血ガス：PaO_2 88 mmHg，$PaCO_2$ 40 mmHg，pH 7.40，BE ＋ 1.2
その後利尿薬を漸減し第 20 病日に退院できた．

NHFの限界を学ぶ

　21〜100%までのFiO₂を可能にし，かつ鼻カヌラの簡易性で，鼻腔乾燥などの違和感や気道クリアランスの障害もない酸素投与法は，NHFの大きな魅力です．では，その限界はなんでしょうか？

1) **Ⅰ型呼吸不全の場合**：換気量が保たれているので，吸入酸素濃度を高めればいいので，NHFはよい適応といえましょう．しかし，かけられるPEEPはせいぜい2〜3cmH₂Oと低い圧なので，比較的高いPEEPでの管理が必要なARDSには対応できません．そのうえ，FiO₂を100%まであげられるため，本来はPEEP圧をかけるためにNPPVや挿管に切り替えるべき症例でその移行タイミングが遅れてしまう危険があります．

2) **Ⅱ型呼吸不全の場合**：基本的にはNHFによるPEEP効果を期待するべきではなく，COPDの急性増悪時などではNPPVを第一選択とするべきであることは言うまでもありません．したがって，たとえばPaCO₂＜50mmHgのような軽症例やNPPV拒否例などに限定して慎重なモニタリング下で用いられることとなるでしょう．

Q&A 急性心不全の呼吸管理

- 心不全による低酸素血症はその大部分はⅠ型呼吸不全であり，一般的な酸素療法が行われます．すなわち，鼻カヌラ，酸素マスクなどで行われ，明確な研究はありませんが，この症例のようにNHFも用いられます．
- さらに，心原性肺水腫では，NPPV（CPAP）が第一選択とされています．NPPVガイドラインでは，エビデンスレベルⅠ，推奨度Aにランクされています（日本呼吸器学会NPPVガイドライン作成委員会：NPPV（非侵襲的陽圧換気療法）ガイドライン改訂第2版）．
- その効果としては，酸素投与に比較して，有意な呼吸数の減少，P／Fの改善，血行動態の改善，頻脈の改善，挿管率の減少，および死亡率の低下が示されています．
- ショックを除いた急性心筋梗塞による急性肺水腫に対しても有効であると認められています．

ココがポイント！

- 急性心不全による重症Ⅰ型呼吸不全の初期管理法にNHFは用いられる．
- ただしうまくゆかないときはNPPV（CPAP）を検討すること．

この症例から学んだこと

● 急性心不全の重症例もNHFの適応がある．

症例 5

NPPVの初期設定を理解する

COPD増悪の75歳男性からNPPVの初期設定を学ぼう

- 75歳の男性．COPDで外来通院していた．2年前から在宅酸素療法が導入されており，安静時・睡眠時1L/分，労作時2L/分であった．3日前から発熱と喀痰とともに，呼吸困難を認め本日救急車で受診した．
- COPDの急性増悪で2回（昨年，今年）入院歴がある．治療薬はチオトロピウムの吸入とアドエア250の併用を行っている．
- 来院時，JCS1-2程度意識レベルの低下を認め，40％のベンチュリーマスク使用下でpH7.25, $PaCO_2$ 76.5mmHg, PaO_2 65.0mmHg, HCO_3^- 32.9mEq/Lであった．

☑CHECK POINT

STEP1：病態をとらえる
- ☐ 低酸素血症はあるか？
- ☐ その病態は？
- ☐ その原因は？
- ☐ 低酸素血症の程度は？
- ☐ 全身状態はどうか？
- ☐ 自発呼吸の状況と鎮静化の必要性はあるか？

STEP2：思考回路
- ☐ COPD急性増悪の診断からNPPVの使用を考える

STEP3：初期設定はこうする
- ☐ 設定はどうするか？

STEP4：次の30分はこうする
- ☐ SpO_2(PaO_2)，$PaCO_2$ はどうか？
- ☐ アラームにどう対処するか？

STEP5：次の1時間はこうする
- ☐ SpO_2(PaO_2)，$PaCO_2$ はどうか？
- ☐ 呼吸数は？

STEP6：はじめの12時間での目標
- ☐ 低酸素血症を解消できるか？

- ☐ 二酸化炭素の貯留を改善できアシドーシスを軽減できるか？

STEP 7：NPPV 開始 3 日後

- ☐ F_{IO_2} をさげられるか？
- ☐ IPAP，EPAP は？

STEP 1：病態をとらえる

① **低酸素血症はあるか？**：F_{IO_2} 40％のベンチュリーマスク使用下で P_aO_2 65.0 mmHg と低下しているので低酸素血症は明らか．また 21％（室内気）に簡便に換算したいときは，酸素化指数（P_aO_2 / F_{IO_2}）でみればよい．つまり，現在の酸素化指数 = 65 / 0.40 = x / 0.21 から室内気吸入中の P_aO_2 は 30.3 mmHg と予想されるので呼吸不全です．

② **その病態は？**：P_aCO_2 76.6 > 45 mmHg と上昇しているので II 型呼吸不全です．次に，pH をみると pH7.25 < 7.35 でアシドーシスがあります．呼吸性アシドーシスがあることがわかります．慢性的な CO_2 の増加には，腎性代償作用が働き [HCO_3^-] が増加して pH を維持するように補正されます．この症例では [HCO_3^-] が 32.9 > 24.0 mEq / L と増加しているのである程度持続性の，つまり慢性呼吸不全と判断できますが，pH7.25 と代償が不完全なので，急性呼吸不全の要素があると判断します．つまり，慢性呼吸不全の急性増悪と判断します．

③ **その原因は？**：COPD の増悪による II 型慢性呼吸不全の急性増悪．

④ **低酸素血症の程度は？**：室内気で P_aO_2 は 30.3 mmHg と予想されるので重症の呼吸不全です．

⑤ **全身状態はどうか？**：BP134 / 80，HR110 / 分，RR30 / 分，体温 37.4℃です．聴診では，全肺野で wheeze と呼気の延長がありました．そして重要なのは意識状態ですね．JCS1-2 程度意識レベルの低下を認めており，CO_2 ナルコーシスの可能性があります．

⑥ **自発呼吸の状況と鎮静化の必要性**：呼吸は努力性で頻呼吸（> 20 回 / 分）です．以上の病態から，自発呼吸の維持が重要なので鎮静は避けたいところです．

> **COLUMN**
>
> **COPDの増悪とは何か？**
>
> 　COPDは，完全に可逆性ではない閉塞性気流障害を示す疾患と定義され，気道閉塞による気道抵抗の上昇と肺胞破壊に伴う肺過膨張などにより，**肺胞低換気と換気血流不均等**をきたし，Ⅱ型呼吸不全が進行します．経過中に風邪などの気道感染症などを契機に急性に増悪を生じると呼吸不全が急速に悪化し，重大な予後不良因子となります．気道粘膜の浮腫，粘液過分泌，気管支痙攣により気道閉塞が増強して，気道抵抗が上昇するため，内因性PEEPによる過膨張，呼吸筋疲労などがもたらされ，肺胞低換気と換気血流不均等がさらに悪化し，Ⅱ型呼吸不全が進行する．これら一連の過程が悪循環に陥った状態です．
>
> 　ちなみに以前は「急性増悪」といっていましたが（今でもいう方はいますが），意外と潜在性にまたゆっくりしたケースがあるため「増悪」というようになりました．

STEP 2：思考回路

① 呼吸不全に対する治療とその原因の治療を分けて考える．
② 呼吸不全の治療：
　　・原因：COPDの増悪によるⅡ型慢性呼吸不全の急性増悪．
　　・目的：低酸素状態からの脱却とCO_2ナルコーシスの防止．
　　・呼吸療法の選択：換気量の増加が見込める方法：換気補助療法．
③ 呼吸療法の優先順位：患者からみて侵襲の少ないものから，必要に応じてstep up
具体的には：
まず，鼻カヌラで低流量（具体的には0.5〜1L／分）酸素投与を開始し，20〜30分後に動脈血ガス分析を行い，$PaO_2 > 60\,mmHg$かつ$PaCO_2$の低下がみられない場合：
ベンチュリーマスク（高流量マスク）での酸素投与：このケースではすでにこれをしても$PaCO_2 > 70\,mmHg$で意識低下があるので，時を移さずNPPVの適応と思われます．
④ まずはNPPVを検討．

- □ NPPVがなぜ選択されるのか？：このケースのようにCOPDの増悪患者では肺胞換気量が低下して$PaCO_2$が増加するとともに気道閉塞による換気血流不均等等により$AaDO_2$が開大してPaO_2が低下するのでしたね．したがって，換気補助のために非挿管下に換気量を補助増加できるNPPVは持って来いというわけです．
- □ そのエビデンスは？：NPPVは挿管下人工呼吸管理に比べて，死亡率の低下，挿管必要性の減少をもたらし，入院期間の減少や院内肺炎率の低下などが得られるエビデンスが確立しています（「Q & A NPPVの利点と欠点とは？」参照）．
- □ NPPVを開始するタイミング：前述した酸素療法でも改善がなく，あるいは呼吸性アシドーシスが進行する場合，NPPVが行われます．表1に急性増悪時の導入基準を示します．表2にはNPPVを避けたほうが良い場合を示します．

表1　急性期 NPPV の導入基準
1. 高度の呼吸困難を認める
2. 薬物療法に反応不良である
3. 呼吸補助筋の著しい活動性，奇異呼吸を認める
4. 呼吸性アシドーシス（pH ＜ 7.35），高二酸化炭素血症（$PaCO_2$ ＞ 45 mmHg）
5. 胸部レントゲンで自然気胸を除外していること

表2　急性期 NPPV を避けるべき基準
1. 呼吸停止
2. 心血管不安定（低血圧，不整脈，心筋梗塞）
3. 傾眠，精神障害，非協力的
4. 誤嚥の危険性が高い，粘性または大量の分泌物
5. 最近の顔面または胃食道の手術
6. 頭蓋骨，顔面の外傷，固定的な咽喉頭の異常
7. 極度の肥満

□ NPPV 開始にあたっての注意点：この際，患者，家族に十分なインフォームドコンセントを行う必要があります．NPPV は気管挿管して人工呼吸管理を行う前の治療として選択する場合と，気管挿管を希望しない患者の最高限度としての治療法の2つの場合があり，この点を明確にしておく必要があります．

⑤ **原因の治療（COPD 増悪に対する治療）**：一般に ABC つまり，Antibiotics（抗菌薬），Bronchodilator（気管支拡張薬の吸入），Corticosteroid（副腎皮質ステロイドの全身投与）が行われます．（Global strategy for the diagnosis, management, and prevention of COPD：Revised 2014. Global initiative for Chronic obstructive lung disease（GOLD）. http://www.goldcopd.org）

⑥ **より具体的には**：
- **抗菌薬**：COPD の急性増悪の原因は，細菌感染とウイルス感染が主体と考えられています．とくに，ICU に収容されるような重症例，膿性喀痰や喀痰量の増加など気道感染を強く疑う中等症以上の増悪例では用います．
- **気管支拡張薬**：気道分泌の排出や気道閉塞の改善のために短時間作用性 β_2 作動薬を吸入で繰り返し行います．心刺激作用に注意します．
- **副腎皮質ステロイド**：適切な投与量や期間が明らかになっていませんが，ガイドラインではプレドニゾロンで 40 mg 程度を 5 ～ 14 日間投与することが一般的とされています．

STEP 3：初期設定はこうする

① **導入手技**：NPPV は患者の自発呼吸が前提なので鎮静は行わない．
② **マスク**：確実に陽圧補助換気ができるように，フェイスマスクを用いる．
③ **機器**：入院患者なので据え置き型 V60 を選択．

④ S/T モードで開始．
⑤ 設定条件：
　IPAP：8cmH$_2$O
　EPAP：4cmH$_2$O
　呼吸数：16回/分
　酸素：吸入酸素濃度 F$_{IO_2}$ 0.4 で開始

□ COPD 増悪時の初期設定のコツ：
- モード：自発換気がある程度保たれているが意識障害があるかその危険がある場合，S/T モードはよく用いられるモードです．換気補助のおかげで分時換気量が担保されます．
- EPAP：人工呼吸の PEEP に相当します．COPD では気道閉塞により呼気に時間がかかり，十分に気道内圧がゼロに近づく前に吸気に移行してしまい，しばしば呼気終末圧が陽圧になってしまいます．これを auto PEEP といいます．その値は多くは 2〜4cmH$_2$O とされているので，それに打ち勝つために 4cmH$_2$O で開始することが一般的です．
- IPAP：人工呼吸の圧規定換気での最大吸気気道内圧に相当し，IPAP−EPAP は PS (pressure support) 圧に相当します．ですから，これを高く設定すると換気量が増えますが，高すぎると圧損傷の危険や気道内圧が高くなります．通常，初期設定では 8cmH$_2$O とすることが多いです．
- 呼吸数：NPPV の S/T モードの呼吸回数は，最低呼吸回数を指定するものです．したがって設定を 16回/分にすると，本人の呼吸回数が 16回/分を下回ると機械が最低の呼吸回数を維持するようにサポートしてくれます．COPD では気道閉塞により気道抵抗が増加しており，とくに呼気時間の延長がありますので，「呼吸数はゆっくりと」が合言葉です．
- F$_{IO_2}$：現在 0.4 で PaO$_2$ 65 > 60mmHg なので同じで開始します．

⑥ その他の設定：機器により設定項目は異なる．
- ライズタイム：吸気開始から IPAP に達するのに要する時間：通常 0.1 秒
  （COPD や ARDS ではやや短めの 0.05〜0.1 秒，拘束性疾患ではやや長めの 0.1〜0.2 秒）
- 吸気呼気トリガー：
- IPAPmax, IPAPmin
- アラーム設定：既定値
  ……この辺の設定については症例7で学びます．

⑦ だいじなこと：用手的にマスクフィッティングを！患者との共同作業です！
本書の全体を通じて強調したい点は，ここ数年でいかに患者本位の呼吸管理になってきたかということです．また NPPV こそ患者さんと医療者の共同作業であることを肝に銘じましょう（詳しくは乞う次回）．

STEP 4：次の 30 分はこうする

① 何をモニターするか？：まず，本人の状態：つらさ，不快感，呼吸できているか？ 胸郭の動きなど．
② SpO_2（PaO_2），分時換気量と最大気道内圧．
③ SpO_2，PaO_2 をみて条件を修正：目標：$SpO_2 > 95\%$ を維持する．
④ 30 分後に動脈血ガス分析をする：
- データ：PaO_2 56 mmHg，$PaCO_2$ 56 mmHg，pH 7.360，BE -3.0
- 最大気道内圧：15 cmH$_2$O

- □ PaO_2 が低すぎたら（60 mmHg 以下，あるいは $SpO_2 < 90\%$）
  - IPAP をあげる：8 cmH$_2$O で開始したが，患者のフィット感や息苦しさの具合と SpO_2 をモニターしながら 2 cmH$_2$O ずつあげて最大 16 cmH$_2$O まであげてみる
  - EPAP をあげる：やはり IPAP 同様，患者のフィット感や息苦しさの具合と SpO_2 をモニターしながら 2 cmH$_2$O ずつあげていく．

⑤ $PaCO_2$ をみる：
- 高めでよい（60 mmHg 以下であれば害はない）のでこのまま

●行った対策●
- IPAP：12 cmH$_2$O へアップした．
- EPAP：6 cmH$_2$O へあげた．
- 呼吸数：16 回／分のまま．
- 酸素：F_{IO_2} 0.4 のまま．

STEP 5：次の 1 時間はこうする

① 何をモニターするか？：患者の感想，フィット感，SpO_2（PaO_2），$PaCO_2$ と最大気道内圧．
② SpO_2，PaO_2 をみて条件を修正：目標：$SpO_2 > 95\%$ を維持する．
③ 1 時間後に動脈血ガス分析をする：
- データ：PaO_2 105 mmHg，$PaCO_2$ 50 mmHg，pH 7.38，BE 6.5
- 自発呼吸は 16 回／分．本人の感想も「楽になってきた」．

●行った対策●
- 治療続行．

STEP 6：はじめの 12 時間での目標

① この条件で自覚症状が著明に改善した．
② 誤嚥の危険性がないことを確認し，食事も開始．

③ FiO_2 0.35 確認！食事中は酸素2L／分の鼻カヌラとした．

STEP 7：NPPV開始3日後

① IPAP：12 cmH_2O
② EPAP：6 cmH_2O
③ 呼吸数：16回／分
④ 酸素：なし

にて，動脈血ガスは PaO_2 65 mmHg，$PaCO_2$ 50 mmHg，pH 7.390，BE＋3.2 となり，NPPVは夜間のみ継続，昼間・覚醒中は自発呼吸とした．1週間後には24時間自発呼吸となり退院した．

NPPVの基本を学ぼう

　NPPVとはnon-invasive positive pressure ventilationの略で，非侵襲的陽圧持続換気と訳されます．「非侵襲的」とは，気管挿管をして行う人工呼吸管理よりは「非侵襲的」であるという意味で，あとは文字通り「陽圧持続換気」を補助する方法です．

　実際の道具は，図1のようにマスク，換気補助装置，それをつなぐチューブからなっています．また，図2の右の挿管下人工呼吸と比べるとわかるように，機械から吸気が補助されますが，呼気は室内に排気されます．これを開放回路といいます．

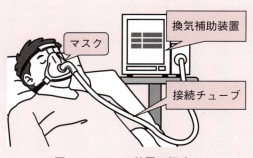

図1　NPPVの装置の概略

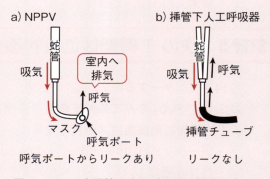

図2　NPPV専用機と人工呼吸器の構造の違い

　マスクには，ヘルメット型マスク，顔全体を覆うフルフェイスマスク，鼻と口をカバーするフェイスマスク（トータルフェイスマスク），および鼻だけカバーする鼻マスクの4種類があります（図3）．フルフェイスマスクは患者の負担が大きいので一般的ではなく，鼻マスクは睡眠時無呼吸症候群や安定期に用いられ，この症例のような急性期にはトータルフェイスマスクが一般的です．

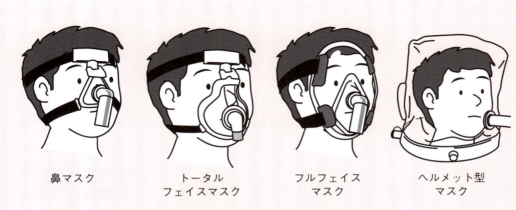

図3　NPPVで用いるいろいろなマスク

　換気補助装置はV60のようなICUなどで使用される据え置き型とNIPnasalのような在宅で使用される機器とがあります（**図4**）．

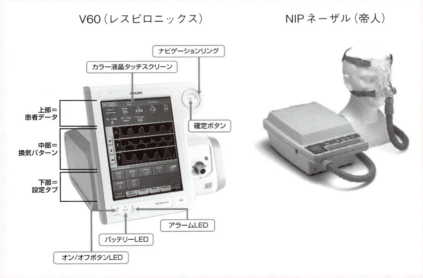

図4　NPPVに用いられる機器

　いずれも基本的な設定法は同じです．吸気陽圧（inspiratory positive airway pressure, IPAP）と呼気陽圧（expiratory positive airway pressure, EPAP）を設定することが基本です（**図5**）．IPAP－EPAPは普通のレスピレータでのPS（pressure support）に相当し，EPAPがPEEPに相当します．

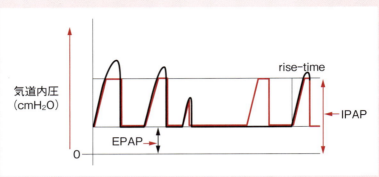

図5　NPPVの代表的な設定指標

　したがって，EPAPを増加させるとPEEPをあげるのと同じようにPaO_2を上げる効果が期待できます．また，IPAP－EPAPをあげるとPSをあげるのと同様で，換気量を増加できます．

　ただ，だいじなのはNPPVはあくまで患者の自発呼吸を補助するだけで，自発がないと呼吸停止の危険があるということです．そこで，さまざまなモードが工夫されています．

　主なモードは以下のとおりです．

- **S**：spontaneousの略です．つまり自発呼吸を補助するのみで換気がないか弱いときは危険です．通常はIPAPとEPAPを設定するだけです．
- **T**：timedの略です．IPAPとEPAPに加え，呼吸数と吸気時間を設定することができ，呼吸が弱いかない場合でも換気量が保証されます．
- **S／T**：spontaneous／timedの略です．つまり，SとTの併用ができるため，SIMVのような使用法となります．COPDの急性増悪などではこのモードがよく用いられます．
- **CPAP**：continuous positive airway pressureの略で，自発呼吸下でのPEEPといえます．睡眠時無呼吸症候群などが良い適応です．

ココがポイント！

- NPPVの成否はマスクの選択とマスクフィッティングにかかっている．
- COPDに用いる場合はS／Tモードがよい．

この症例から学んだこと

- ● COPDの急性増悪ではまずNPPVを試みる．
- ● NPPVは挿管下人工呼吸の前段階として行う場合と最終治療として行う場合とを区別する．

NPPVの利点と欠点とは？

■ **利点**：
① **非挿管であること**：いうまでもなくマスクで呼吸管理ができるわけですから，安全でかつ患者が楽です．鎮静催眠も不要ですから，お話もできテレビも見られますし，ネーザルタイプなら食事も可能です．患者に優しい呼吸管理法といえます．
② **COPDの急性増悪患者**：挿管下人工呼吸管理に比べて，死亡率の低下，挿管必要性の減少をもたらし，気管挿管下人工呼吸管理に比較して入院期間の減少や院内肺炎率の低下などが得られるエビデンスが確立しています．
③ **そのほかにNPPVが第一に考慮されるべき病態**：急性心原性肺水腫，免疫不全に伴う呼吸不全（感染症の減少），気管挿管の非適応例や拒否例があげられます．
④ **中止や再開が容易**：マスクをするだけですから，中止中断，また再開も容易です．

■ **欠点**：しかし，残念ながらいいこと尽くめとはいきません．
① **非挿管であること**：このこと自体が欠点となります．すなわち，気道の確保が気管挿管下の呼吸管理ほど確実でない．もともと若干の空気漏れ（リーク）を前提として設計されているが，とくにマスクの装着がうまくいかない場合は，空気漏れ（リーク）が多くなり，十分な換気量を得ることができません．
② **自発呼吸のあることが前提**：確かにTやS/Tモードでは呼吸回数とIPAP/EPAPによる換気補助機能がありますが，圧規定換気の欠点で換気量が保障されるわけではなく，したがって低換気になる危険があります．
③ **当然，患者の協力が得られないと不可能**：NPPVはその意味で，患者と医療スタッフとの共同作業といえます．
④ **吸入酸素濃度が不明**：V60などの上級機種を除いて，酸素投与はマスクについているポートから酸素チューブを挿入する形であり，正確な吸入酸素濃度は不明となってしまいます．
⑤ **気道分泌が多い場合**：陽圧換気でますます悪化させるリスクがあります．
⑥ **顔面の変形や創がある場合**：マスクが装着できないことがあります．また長期間の施行では発赤や潰瘍形成のおそれもあります．

症例 6 NPPV のリークとその対策を知る

COPD 増悪の 67 歳男性から NPPV のリークとその対策を学ぼう

- 67 歳の男性．重症の COPD で外来通院していた．安定期には長時間作用性抗コリン薬と β 刺激薬の吸入により修正 MRC で 3 程度の息切れで安静時 SpO_2 92％であった．4 日前から感冒症状，膿性喀痰と呼吸困難を認め本日救急車で受診した．昨年冬にも入院歴がある．
- 来院時，JCS 1-2 程度意識レベルの低下を認め，両側肺野に wheeze を認め，羽ばたき振戦と両下腿浮腫を認めた．入院後一時期改善もみられたが，治療にもかかわらずその日の動脈血分析ではベンチュリマスク $F_{I}O_2$ 0.4 で pH 7.28，$PaCO_2$ 70.0 mmHg，PaO_2 45.0 mmHg，HCO_3^- 32.0 mEq/L であった．NPPV を開始しようと思う．

☑ CHECK POINT

STEP 1：病態をとらえる
- ☐ 低酸素血症はあるか？
- ☐ その病態は？
- ☐ 低酸素血症の程度は？
- ☐ 全身状態はどうか？
- ☐ 自発呼吸の状況と鎮静化の必要性はあるか？

STEP 2：思考回路
- ☐ COPD 急性増悪の診断から NPPV の使用を考える

STEP 3：初期設定はこうする
- ☐ 設定はどうするか？
- ☐ より詳しい設定を理解する

STEP 4：次の 30 分はこうする
- ☐ NPPV の有効性の判定は？
- ☐ SpO_2（PaO_2），$PaCO_2$ はどうか？
- ☐ 再悪化：リークに注意

STEP 5：はじめの 12 時間での目標
- ☐ 呼吸数，呼吸の様子をみる
- ☐ 意識障害はどうか？
- ☐ 動脈血液ガスをみる

STEP 6 ：3 日後の評価
- ☐ 呼吸状態
- ☐ NPPV からの離脱へ

STEP 1 ：病態をとらえる

① **低酸素血症はあるか？**：本日の動脈血分析ではベンチュリマスク F_{IO_2} 0.4 で pH7.28, P_aCO_2 70.0 mmHg, P_aO_2 45.0 mmHg, HCO_3^- 32.0 mEq / L であるので低酸素血症がある．そして P_aCO_2 70.0 > 45 mmHg なのでⅡ型呼吸不全です．

② **その病態は？**：pH をみると pH7.28 でアシドーシスがあります．次に，P_aCO_2 70.0 mmHg と上昇しているので呼吸性アシドーシスがあることがわかります．[HCO_3^-]が増加していますが，まだ代償されていません．

③ **低酸素血症の原因は？**：COPD の増悪による慢性呼吸不全の急性増悪．

④ **全身状態はどうか？**：BP 134 / 78，HR 109 / 分，RR 18 / 分，体温 37.0℃です．聴診では，全肺野で wheeze と呼気の延長がありました．そして重要なのは意識状態ですね．JCS1-2 程度意識レベルの低下を認めており，CO_2 ナルコーシスの可能性があります．また下腿浮腫から肺性心による右心不全も伴っています．

⑤ **自発呼吸の状況と鎮静化の必要性**：呼吸は努力性で呼吸数 18 回 / 分です．

STEP 2 ：思考回路

COPD 急性増悪の診断から NPPV の使用を考える：
① 呼吸不全に対する治療とその原因の治療を分けて考える．
② **呼吸不全の治療**：COPD の増悪によるⅡ型慢性呼吸不全の急性増悪：低酸素状態からの脱却と CO_2 ナルコーシスの防止．
③ **呼吸療法の優先順位**：患者からみて侵襲の少ないものから，すなわち 0.5 ～ 1L / 分の鼻カヌラで開始し，必要に応じてベンチュリマスクへ step up します．しかし，このケースでは薬物治療とともにすでにベンチュリマスク管理で P_aCO_2 70 mmHg と高度の増加があるうえに，すでに CO_2 ナルコーシスを疑う意識障害や羽ばたき振戦を認め P_aO_2 45.0 mmHg と低酸素血症も継続しているので NPPV を検討します．

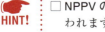

☐ **NPPV の適応の確認**：Ⅱ型呼吸不全と呼吸性アシドーシスが進行する場合，NPPV が行われます．表 1 に急性増悪時の導入基準を示します．表 2 には NPPV を避けたほうが良い場合を示します．

> **表1 急性期NPPVの導入基準**
> 1. 高度の呼吸困難を認める
> 2. 薬物療法に反応不良である
> 3. 呼吸補助筋の著しい活動性，奇異呼吸を認める
> 4. 呼吸性アシドーシス（pH＜7.35），高二酸化炭素血症（$PaCO_2$＞45mmHg）
> 5. 胸部レントゲンで自然気胸を除外していること

> **表2 急性期NPPVを避けるべき基準**
> 1. 呼吸停止
> 2. 心血管不安定（低血圧，不整脈，心筋梗塞）
> 3. 傾眠，精神障害，非協力的
> 4. 誤嚥の危険性が高い，粘性または大量の分泌物
> 5. 最近の顔面または胃食道の手術
> 6. 頭蓋骨，顔面の外傷，固定的な咽喉頭の異常
> 7. 極度の肥満

以上からNPPV開始基準を満たします．

☐ NPPV開始にあたっての注意点：この際，患者，ご家族にインフォームドコンセントを行い同意を得ました．なお，万が一のときも気管挿管・人工呼吸管理はせず，NPPVを最高限度としての治療法とすることとなりました．

④ **原因の治療**：COPD増悪に対する治療（ABCつまり，Antibiotics（抗菌薬），Bronchodilator（気管支拡張薬の吸入），Corticosteroid（副腎皮質ステロイドの全身投与））を進めました．

STEP 3：初期設定はこうする

設定はどうするか？　より詳しい設定を理解する：

① **導入手技**：NPPVは患者の自発呼吸が前提なので鎮静は行わない．
② **マスク**：確実に陽圧補助換気ができるように，フェイスマスクを用いる．
③ **機器**：入院患者なので据え置き型V60を選択．
④ S/Tモードで開始．
⑤ **設定条件**：
　IPAP：8cmH$_2$O
　EPAP：4cmH$_2$O
　呼吸数：16回／分
　酸素：吸入酸素濃度FiO_2 0.4で開始
⑥ その他の設定について
　・ライズタイム：吸気開始からIPAPに達するのに要する時間：0.1秒
　　（COPDやARDSではやや短めの0.05〜0.1秒，拘束性疾患ではやや長めの0.1〜0.2秒）

- 吸気呼気トリガー：既定値
- アラーム設定：既定値

□ 実際の手技はこうする．
- マスクフィッティングのコツ（KEYWORD）を参照．
- リーク量が30L／分前後でマスクもフィットしていました．

STEP 4：次の30分はこうする

① SpO_2（PaO_2），$PaCO_2$はどうか？
② NPPVの有効性の判定：
- NPPV使用後から患者の呼吸数が12回前後となり呼吸困難が軽減したといいました．SpO_2も92％へ上昇し，意識もだんだんはっきりしてきました．しかし，2時間ほどあと再び不穏となり意識状態が低下，SpO_2も90％前後となりました．マスクのフィット具合をチェックすると体動のせいで左右非対称でずれかけていました．
- リーク量は50L／分前後と増加していました．

③ マスクフィッティングの再評価と修正：
- そこで左右上下のバランスをみてベルトの締め方を調整したところリークが35L／分くらいに減り，患者さんの呼吸状態が改善し，SpO_2も上昇し，患者さんの意識もはっきりしてきました．2時間後に動脈血液ガスの改善を測定しました．
- 動脈血液ガス分析もpH 7.36，$PaCO_2$ 56.8mmHg，PaO_2 98.8mmHg，HCO_3^- 23.2mEq／Lでした．

STEP 5：はじめの12時間での目標

- NPPVの前と比較して，$PaCO_2$が低下しアシドーシスが改善しました．
- HRもRRもそれぞれ98回，14回とともに減少し，意識状態も良くなってきました．
- 動脈血液ガス分析結果：pH 7.38，$PaCO_2$ 50.6mmHg，PaO_2 120.6mmHg，HCO_3^- 28.2mEq／LからFiO_2 0.3へ

STEP 6：3日後の評価

- 全身状態も改善安定化し，第3病日昼から経口摂取を開始（摂取時O_2 3L／分）．
- 第3病日から日中O_2鼻カヌラ3L／分，夜間就眠のみNPPV．

その後経過順調で，第5病日には24時間O_2鼻カヌラ2L／分
第7病日には酸素もオフとなり，第10病日自宅退院しました．

マスクフィッティングのコツ

　NPPVの成否はこのマスクフィッティングにかかっています．
　急性期は頭位側を30〜45度程度挙上した状態で，マスクのフィッテングを行います．リークの有無を確認して適切なサイズのマスクを選択します．また，マスクをつけるときに，最初からバンドで固定せずに，手でマスクを押さえて違和感がないかを確認しながら装着すると成功しやすいです．安定したらバンドで固定しますが，リークを減らすためにきつく締め付ける必要はありません．適応となる患者の多くはある程度は意志の疎通が可能な方ですから，ワンステップごとに丁寧かつゆっくりとしたペースで安心感を与えながら進めてゆきます．

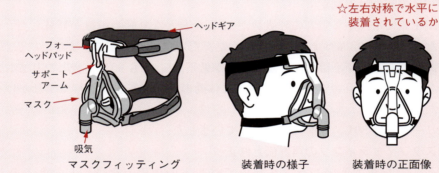

・具体的な手順

　1) マスクのサイズ選択：急性期なのでほぼフェイスマスクです．この場合，開口しても唇がはみださない，目にあたらない，鼻孔が閉塞しないように注意して選びます．
　2) フィッティングの基本
　①下顎の場所に合わせてマスクを当てる．
　②左右対称に注意し，横から見て顔面とマスクフレームが水平になるようにする．
　③ベルトは上下平行にし，左右一緒に調節する．
　④緩めから始めて，徐々に指1本〜2本が入る程度まで締める（この間，モニターでリークの程度を確認する）．
　⑤額アーム（サポートアーム）で微調整する．
　⑥マスクを少し浮かせることで，全体のバランス調節をする．
　⑦眼の方向にリークがほぼないようにする．角膜乾燥や結膜充血を防ぎます．
　3) リーク量の確認：これはNPPV開始時だけでなく機器の動作確認のたびに表示を確認します．30〜40L/分がちょうどいい範囲です．10L/分以下では少なすぎるぐらいです．バンドをきつく締めすぎていないか確認する必要があります．60L/分以上のリーク量だとIPAP圧が保てないあるいは酸素濃度が維持できない可能性があります．

Q&A NPPVのリークとは？ その対策

■ **それはNPPVの必要悪だ！**：

NPPVはマスクを用いて換気の補助をする方法ですね．そのおかげで挿管下人工呼吸に比べて，患者ははるかに楽ですし，さらに鎮痛鎮静の必要がほぼないことから，会話や読書・テレビ視聴，そして飲食も可能であるなど，そのQOLが格段に良好です．また挿管をしないですむことから人工呼吸器関連肺炎や褥瘡などのリスク軽減にもなります．ですからこの挿管をせずにマスクを用いるということが，NPPVの神髄なのですね．そしてこれが同時にNPPVの限界にもつながるわけです．

■ **NPPV機器はリークを想定して作られている**：

挿管下人工呼吸器は閉鎖回路，つまり患者の肺と人工呼吸器が閉鎖空間でつながっています．つまりそこにはリークは存在しないのが前提です．ですからこの種の機器では少しでもリークを検知するとアラームが鳴るように設計されています．一方，NPPV用機器は開放回路といって，始めからマスク部分での空気漏れ，つまりリーク leak を見込んでいますし，そもそも最初に解説したように呼気は室内に排気されます．ですので，V60をはじめとするNPPV専用機器はリークがあっても十分対応できるように設計されています．V60は最大240L/分の送気ができ，リークにも最大60L/分まで対応可能です．

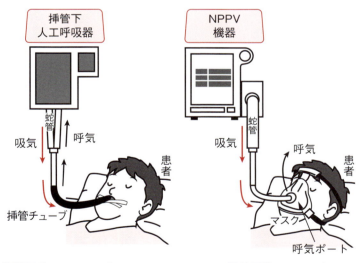

NPPV専用機と人工呼吸器の構造の違い

■ リーク量が多い場合はまず原因を探そう：
とくにリーク表示が＞50L/分の場合は次のような原因を考える必要があります．
①マスクがずれている．
②バンドが緩んでいる．
③マスクのサイズが合っていない：以前装着してちょうどよかったサイズでも痩せてくると頬がこけて，マスクがあわなくなることもありますし，また反対に顔面の浮腫によってマスクがあわなくなることもあります．

■ 主な対策：
①マスクがずれている：マスクが左右どちらかに引っ張られていないか患者の正面から見て確認して下さい．マスクが顔と平行になっているか チェック．アームで角度を調整して，ヘッドギアを顔が圧迫しないところでとめなおす．とくに目のほうに空気漏れがないか注意しましょう．その場合は「額アーム：サポートアーム」による角度の微調整機能で，目の付近や口の下からの空気漏れを減らせることがあります．
②バンドが緩んでいる：飲水や食事のときにはずしたり，体位変換などで緩みがちですので，装着時に再確認してください．
③マスクのサイズが合っていない：最初に適切に選べていれば少ないことですが，開始時に顔の浮腫があったりすると回復にしたがって合わなくなることがあります．サイズを調整するか，顔面の発赤びらんなどを伴うときは，一時的にフルフェイスマスクにしてしまう方法もあります．

ココがポイント！

- NPPVで呼吸不全の再悪化をみたらリークをチェック．
- リークの最も重要な原因はマスクの不具合．
- マスクフィティングは常に原則から．

この症例から学んだこと

● NPPVのトラブル，とくにリークについて学んだ．
● リークの原因と対策について学んだ．

症例 7 NPPV 管理中のアラーム対策を知る

COPD 増悪の 80 歳男性から NPPV 管理中のアラーム対策を学ぼう

- 80 歳の男性．中等症の COPD で外来通院していた．安定期には抗コリン薬の吸入により修正 MRC で 2 程度の息切れで安静時 SpO_2 98％であった．3 日前から 37.5℃の発熱とともに，膿性喀痰と呼吸困難を認め本日時間外受診した．COPD の増悪歴はない．
- 来院時，意識レベルは清明，両側肺野に wheeze を認めた．浮腫はない．動脈血分析では室内下で pH7.30，$PaCO_2$ 64.0mmHg，PaO_2 46.0mmHg，HCO_3^- 28.6mEq/L であった．

☑CHECK POINT

STEP 1：病態をとらえる
- ☐ 低酸素血症はあるか？
- ☐ その病態は？
- ☐ 低酸素血症の程度は？
- ☐ 全身状態はどうか？
- ☐ 自発呼吸の状況と鎮静化の必要性はあるか？

STEP 2：思考回路
- ☐ COPD 急性増悪の診断から NPPV の使用を考える

STEP 3：初期設定はこうする
- ☐ 設定はどうするか？
- ☐ より詳しい設定を理解する

STEP 4：次の 30 分はこうする
- ☐ NPPV の有効性の判定は？
- ☐ SpO_2（PaO_2），$PaCO_2$ はどうか？
- ☐ 合併症にどう対処するか？

STEP 5：次の 1 時間はこうする
- ☐ NPPV 失敗の予想因子とは？
- ☐ NPPV の再設定は？

STEP 6：はじめの 12 時間での目標
- ☐ 効果の判定
- ☐ 条件を変更

STEP 1：病態をとらえる

① **低酸素血症はあるか？**：動脈血分析では室内下で pH 7.30，$PaCO_2$ 64.0 mmHg，PaO_2 46.0 mmHg，HCO_3^- 28.6 mEq / L であるので低酸素血症がある．そして $PaCO_2$ 70.0 ＞ 45 mmHg なので II 型呼吸不全です．$AaDO_2 = 150 - (64 / 0.8) - 46 = 24$ mmHg と開大していて換気不全と肺胞レベルのガス交換障害が主原因です．

② **その病態は？**：pH をみると pH 7.30 でアシドーシスがあります．次に，$PaCO_2$ 72.0 mmHg と上昇しているので呼吸性アシドーシスがあることがわかります．[HCO_3^-] があまり増加していないので，かなり急性に呼吸不全になったと判断します．つまり，急性呼吸不全と判断します．

③ **低酸素血症の原因は？**：COPD の増悪による急性呼吸不全．

④ **全身状態はどうか？**：BP 124 / 70，HR 100 / 分，RR 18 / 分，体温 37.6℃ です．聴診では，全肺野で wheeze と呼気の延長がありました．そして重要なのは意識状態ですね．受診時は清明でした．

⑤ **自発呼吸の状況と鎮静化の必要性**：呼吸はやや努力性で呼吸数 18 回 / 分です．

STEP 2：思考回路

COPD 急性増悪の診断から呼吸療法の選択を考える：

① 呼吸不全に対する治療とその原因の治療を分けて考える．

② **呼吸不全の治療**：COPD 増悪による II 型急性呼吸不全：低酸素状態からの脱却と CO_2 ナルコーシスの防止．

③ **呼吸療法の優先順位**：患者からみて侵襲の少ないものから，すなわち 0.5 ～ 1 L / 分の鼻カヌラで開始し，必要に応じてベンチュリーマスクへ step up します．このケースでは $PaCO_2$ 64 mmHg と増加していましたが，意識障害を認めなかったので，まずは O_2 鼻カヌラ 1 L / 分を開始しました．また，気道感染症による多量の膿性痰がみられ，頻回に吸引の必要もあったため，短時間作用性気管支拡張薬（サルブタモール）の吸入を繰り返し，まず抗菌薬の治療を開始しました．しかし，HCU 入室後 12 時間を過ぎたころから 39℃ の高熱とともに SpO_2 が 80％台まで低下，pH 7.24，$PaCO_2$ 72.0 mmHg，PaO_2 40.0 mmHg，HCO_3^- 28.6 mEq / L と悪化したため，NPPV を検討しました．

□ **NPPV の適応の確認**：以上から II 型呼吸不全と呼吸性アシドーシスが進行したと判断，NPPV を検討しました．症例 6 の表 1「急性期 NPPV の導入基準」，表 2「急性期 NPPV を避けるべき基準」を参照
受診時大量だった気道分泌量も対処可能な程度となったため，NPPV 開始基準を満たすと判断しました．

□ NPPV 開始にあたっての注意点：この際，患者，ご家族にインフォームドコンセントを行い同意を得ました．なお，万が一のときも気管挿管・人工呼吸管理はせず，NPPV を最高限度としての治療法とすることとなりました．

④ **原因の治療**：COPD 増悪に対する治療（ABC つまり，Antibiotics（抗菌薬），Bronchodilator（気管支拡張薬の吸入），Corticosteroid（副腎皮質ステロイドの全身投与））を進めました．

STEP 3：初期設定はこうする

設定はどうするか？：
① **導入手技**：NPPV は患者の自発呼吸が前提なので鎮静は行わない．
② **マスク**：確実に陽圧補助換気ができるように，フェイスマスクを用いる．
③ **機器**：入院患者なので据え置き型 V60 を選択．
④ **S / T モードで開始**．
⑤ **設定条件**：
　IPAP：$8\,cmH_2O$
　EPAP：$4\,cmH_2O$
　呼吸数：16 回 / 分
　酸素：吸入酸素濃度 $F_{IO_2}\,0.3$ で開始
⑥ **その他の設定について**：
　・ライズタイム：吸気開始から IPAP に達するのに要する時間：0.1 秒（COPD や ARDS ではやや短めの 0.05 〜 0.1 秒，拘束性疾患ではやや長めの 0.1 〜 0.2 秒）
　・吸気呼気トリガー：既定値
　・加温・加湿の設定：送気による乾燥を防ぐためです．加湿はマスクがくもる程度にすることが推奨されています．

表 1　V60 のアラーム設定

アラーム設定	内　容	アラーム設定値の例
Hi Rate	呼吸回数上限	40 回 / 分
Lo Rate	呼吸回数下限	10 回 / 分
Hi VT	1 回換気量上限	2,500 mL
Lo VT	1 回換気量下限	200 mL
HIP	吸気圧上限	$40\,cmH_2O$
LIP	吸気圧下限	$5\,cmH_2O$
Lo VE	分時換気量下限	3 L / 分

既定値でもオーケーです．症例に応じて必要なら設定できます．

□ 実際の手技はこうする．
　・フェイスマスクを選択し，マスクフィッティングを行う（症例 6 KEYWORD「マスクフィッティングのコツ」参照）．

第1章●初期設定はこうする

STEP 4：次の 30 分はこうする

① SpO_2（PaO_2），$PaCO_2$ はどうか？：
　NPPV 開始後呼吸数は 14 回程度となり SpO_2 96％と回復しました．患者さんも「楽です」といいました．リークも 35L／分程度でした．
●行った対策●
　・現状維持．

STEP 5：次の 1 時間はこうする

① しかし，1 時間を経過するころから体動が激しくなり，興奮状態がみられるようになりました．呼吸回数 24 回，HR 120／分に増加，SpO_2 80％
② 気道吸引でも喀痰の貯留は認めませんでした．リークも 28L／分．
③ 動脈血液ガス：pH 7.20，$PaCO_2$ 76.0mmHg，PaO_2 50.0mmHg，HCO_3^- 28.0mEq／L と改善はみられず，NPPV 設定の再検討を行いました．

□ うまくいかないときの対策：
1) NPPV が失敗しやすいケースをあげておきます（表2）（NPPV ガイドライン第 2 版）

表2　NPPV が失敗しやすいケース
①開始時の pH＜7.30 〜 7.22
②開始後 1 〜 2 時間後の評価で呼吸数，$PaCO_2$，pH の改善がみられない
③開始時にすでに重症である
④胸部画像で浸潤陰影がある
⑤マスク装着が長くできない
⑥意識状態の改善がない

このケースでは上の 2 つを満たしています．
2) 改善のための対策（表3）：
　一般的に F_{IO_2}，IPAP，EPAP，S／T モードで呼吸回数をあげるわけですが，よりターゲットを明確にするといいです．

表3 NPPVの改善のための対策

① P_{aO_2} をあげたいとき：F_{IO_2} をあげる（通常は 0.1 ずつ），EPAP をあげる（$2\,cmH_2O$ ずつ）．ただし，このケースのように換気量低下の症例の場合，つまり COPD が代表ですが，F_{IO_2} をあげるよりも EPAP をあげたほうが効果的です．

② P_{aCO_2} をさげたい（つまりアシドーシスを改善したい）：肺胞換気量をあげればいいわけです．肺胞換気量＝1回肺胞換気量×呼吸回数．したがって，肺胞換気量をあげるために IPAP をあげる（つまり EPAP−IPAP ＝ PS をあげる）（$2\,cmH_2O$ ずつ），または呼吸回数をあげる．ただし，呼吸回数は S/T モードに限り換気回数の保証として設定できるわけですから，あまり実際的ではなく，IPAP をあげることが多いですね．

③ 同調性が悪い：マスクフィッティングの確認と調整，鎮静薬の検討など：意識状態がよければ治療法の必要性などを説明により協力いただける場合もあります．鎮静薬はなるべく避けたいですが詳細は症例8のQ＆Aを参照ください．

● 行った対策 ●

- 気道分泌：気道内貯留は再チェックしたがあまり認めなかった．
- ご本人に病状を説明，継続の必要性を改めて説明．
- 胸部レントゲンを撮影：気胸や肺炎のないことを確認．
- F_{IO_2} 0.4，IPAP 12，さらに $14\,cmH_2O$ まであげた．

STEP 6：はじめの12時間での目標

① 設定条件変更後，1時間で呼吸苦が減少，呼吸数も16回，$S_{pO_2} > 90\%$ になってきた．

② 2時間後：pH 7.32，P_{aCO_2} 64.0 mmHg，P_{aO_2} 65.0 mmHg，HCO_3^- 32.0 mEq/L

③ 12時間後：呼吸数12回，$S_{pO_2} > 95\%$，意識状態も清明．

④ 設定条件：S/T モード

　IPAP：$12\,cmH_2O$

　EPAP：$4\,cmH_2O$

　呼吸数：16回/分

　酸素：吸入酸素濃度 F_{IO_2} 0.3

第1章●初期設定はこうする

V60を解剖する！

　入院中のNPPVの主役はフィリップス・レスピロニクス合同会社のV60です．そこでその詳細をご紹介です．

　最近まで同社製のBiPAP Visionが主体だったのですが，製造終了となりV60が後継機となりました．BiPAP Visionに比較して種々の改良が行われています．すなわち，患者との同調性がよりよくなり，またリークの補正機能が強化されました．Visionの最大220L/分に対しV60は最大240L/分の送気が可能なので最大60L/分まで許容範囲です．

・モニター画面がカラー表示になり，かつ日本語表示が可能
・バッテリー内蔵で最大6時間作動可能

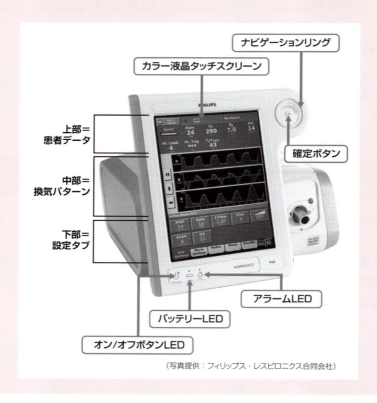

（写真提供：フィリップス・レスピロニクス合同会社）

《V60の画面》

・**設定方法**：下部に画面があります．

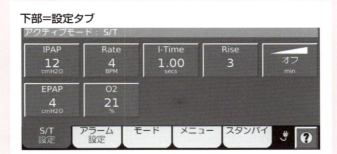

① 変更したい項目をディスプレイでタッチする
（画面はタッチパネル）
確定ボタンを押す
② ナビゲーションリングで数値を変更し
確定ボタンを押す．もしくは変更したい設定をタッチし，左右の矢印「←○→」で数値を換える

・**患者情報モニタリング**：上部画面にあります．

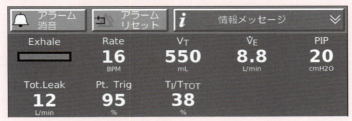

現在の実際の患者データを表示しています．すなわち，上段左から呼吸回数（Rate）16回／分，1回換気量（VT）550mL，分時換気量（V̇E）8.8L／min，最大気道内圧（PIP）20cmH₂O，下段左からリーク（Tot. Leak）12L／min，患者の自発呼吸率（Pt. Trig）95％，そして吸気時間／呼吸時間（TI／TTOT）（つまり吸気時間と呼気時間の割合）38％（つまり吸気時間：呼気時間 38：62）

・**患者モニター画面**：中段です．大変見やすくなっています．

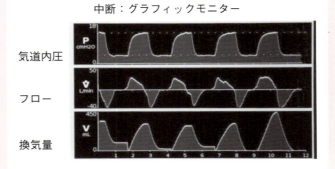

《使えるモード：CPAP，S／T，PCV，AVAPS》……重複を恐れずにもう一度解説します．
① **CPAP**：CPAP（continuous positive airway pressure：**持続気道陽圧**）は，呼気気道内圧を設定の陽圧にするモードです．人工呼吸器におけるPEEP（呼気終末陽圧換気）と同じことです．吸気は自発のみになりますので換気量は保証されません．
② **S／Tモード**（spontaneous／timed）：自発呼吸がある場合は，吸気時に設定した陽圧（IPAP値）までガスを送気し換気を補助します．自発呼吸がない場合は，設定した呼吸回数と吸気時間でEPAPまで強制的に送気し，換気を補助します（この場合（IPAP－EPAP）が人工呼吸器のPSに相当します）．呼気時はEPAP値（＝PEEP）の圧力がかかり，肺胞虚脱がなくなるので酸素化（PaO_2）が改善されます．最もよく使われるモードです．
③ **PCVモード**（pressure control ventilation：**圧規定換気**）：人工呼吸器のPCVと同様，自発呼吸に対して設定した陽圧（IPAP値）までガスを送気し換気を補助します．吸気時間はI-Time 1.00秒となっています．自発呼吸がない場合は「Rate」の設定が作動し，強制的に換気補助が行われます．
④ **AVAPSモード**（average volume assured pressure support）：目標とする換気量を平均的に保障してくれる便利なモードです．目標1回換気量（target tidal volume；TTV）を設定するとTTVを維持するために，機器が設定された最小値（IPAP Min）と最大値（IPAP Max）の範囲でIPAPを自動的に変化させます．目標1回換気量（TTV）は8mL／kgを目安に患者の臨床評価に伴い調整します．TTVは200〜1,500mLが可能です（具体的には症例15のKEYWORDを参照）．

ココがポイント！

- NPPVの代表機種はV60である．
- 設定条件，患者情報，グラフィックモニターの3つが1つの画面でみやすい．

この症例から学んだこと

● NPPVの代表機種であるV60について学んだ．

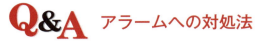アラームへの対処法

- **NPPVの代表的なアラームと原因・対応**：V60では，アラームの内容によって低レベルアラーム（黄色），高レベルアラーム（赤色）が画面表示されます．

アラーム表示	原因	対応
Apnea（無呼吸）	自発呼吸なし	自発呼吸数，呼吸パターンの確認
	トリガー不良	回路・マスクリーク，フィッティングの確認
	不適切アラーム	アラーム再設定
Disconnect（回路接続不良）	回路外れ，大量リーク	回路・マスクリーク，フィッティングの確認
Exh.Port（呼気ポート）	呼気ポート詰まり	痰の付着などで呼気ポートが閉塞していないか
	マスクへの酸素付与	呼気ポートへ酸素を付与しない
Hi P（気道内圧上限）	患者の咳	Hi P設定がIPAP値に近い設定になっていないか
	不適切アラーム	Hi P設定がIPAP設定以下になっていないか
Hi Rate（呼吸回数上限）	頻呼吸	自発呼吸数の確認
	不適切アラーム	Hi Rate設定の再設定
Lo Min Vent（分時換気量下限）	回路外れ，大量リーク	回路・マスクリーク，フィッティングの確認
	呼吸回数または1回換気量の低下	実測値Min Ventおよび1回換気量の確認
	不適切アラーム	Lo Min Ventの再設定
Lo P（気道内圧下限）	回路外れ，大量リーク	回路・マスクリーク，フィッティングの確認
	低圧delayの設定不良	Lo P Delay設定が短くないか
	吸気フロー低下	回路閉塞の確認，吸気フィルターの交換
	不適切アラーム	Lo P設定がIPAP値より高くないか
Low Rate（呼吸回数下限）	トリガー不良	自発呼吸数の確認
	呼吸抑制，無呼吸	回路・マスクリーク，フィッティングの確認
	不適切アラーム	Lo Rate設定が多くないか
O₂ Flow（酸素供給圧低下）	酸素供給圧の異常	酸素配管接続の確認
	酸素フィルターの詰まり	酸素モジュールフィルターの交換

（NPPVガイドライン第2版より）

症例 8 NPPVについてより詳しく！より実際を知る

COPD増悪の70歳男性からNPPVの実際を学ぼう

- 70歳の男性．COPDで外来通院していた．2年前から在宅酸素療法が導入されており，安静時・睡眠時1L/分，労作時2L/分であった．3日前から発熱と喀痰とともに，呼吸困難を認め本日救急車で受診した．COPDの急性増悪で2回（昨年，今年）入院歴がある．治療薬はチオトロピウムの吸入とアドエア250の併用を行っている．
- 来院時，JCS1-2程度意識レベルの低下を認め，45％のベンチュリーマスク使用下でpH7.25，$PaCO_2$ 76.5mmHg，PaO_2 65.0mmHg，HCO_3^- 32.9mEq/Lであった．

☑ CHECK POINT

STEP 1：病態をとらえる
- ☐ 低酸素血症はあるか？
- ☐ その病態は？
- ☐ 低酸素血症の程度は？
- ☐ 全身状態はどうか？
- ☐ 自発呼吸の状況と鎮静化の必要性はあるか？

STEP 2：思考回路
- ☐ COPD急性増悪の診断からNPPVの使用を考える

STEP 3：初期設定はこうする
- ☐ 設定はどうするか？

STEP 4：より詳しい設定を理解する
- ☐ より詳しい設定を理解する

STEP 5：実際の手技はこうする
- ☐ マスクフィッティングのコツ

STEP 6：次の30分はこうする
- ☐ NPPVの有効性の判定は？
- ☐ SpO_2（PaO_2），$PaCO_2$はどうか？

STEP 7：次の1時間はこうする
- ☐ モニタリングの評価は？
- ☐ 非協力にどう対処するか？

> **STEP 8**：はじめの 12 時間での目標と結果
> ☐ NPPV の有効性の判定
> ☐ 離脱へのすすめ方

STEP 1：病態をとらえる

① **低酸素血症はあるか？**：F_{IO_2} 45％のベンチュリーマスク使用下で PaO_2 65.0 mmHg と低下しているので低酸素血症は明らか．また 21％（室内気）に簡便に換算したいときは，P／F ratio（PaO_2／F_{IO_2}）でみればよいです．つまり，現在の P／F＝65／0.45＝×／0.21 から室内気吸入中の PaO_2 は 30.3 mmHg と予想されるので呼吸不全です．

② **その病態は？**：pH をみると pH 7.25 でアシドーシスがあります．次に，$PaCO_2$ 76.6 mmHg と上昇しているので呼吸性アシドーシスがあることがわかります．慢性的な CO_2 の増加には，腎性代償作用が働き［HCO_3^-］が増加して pH を維持するように補正されます．この症例では［HCO_3^-］が増加しているのである程度持続性の，つまり慢性呼吸不全と判断できますが，pH 7.25 と代償が不完全なので，急性呼吸不全の要素があると判断します．つまり，慢性呼吸不全の急性増悪と判断します．

③ **低酸素血症の程度は？**：重症の COPD の増悪による慢性呼吸不全の急性増悪です．

④ **全身状態はどうか？**：BP 134／80，HR 110／分，RR 30／分，体温 37.4℃ です．聴診では，全肺野で wheeze と呼気の延長がありました．そして重要なのは意識状態ですね．JCS 1-2 程度意識レベルの低下を認めており，CO_2 ナルコーシスの可能性があります．

⑤ **自発呼吸の状況と鎮静化の必要性**：呼吸は努力性で頻呼吸（＞20 回／分）です．NPPV を検討するために原則鎮静はしません．

STEP 2：思考回路

COPD 急性増悪の診断から NPPV の使用を考える．

① 呼吸不全に対する治療とその原因の治療を分けて考える．
② **呼吸不全の治療**：COPD の増悪による II 型慢性呼吸不全の急性増悪：低酸素状態からの脱却と CO_2 ナルコーシスの防止．
③ **呼吸療法の優先順位**：患者からみて侵襲の少ないものから，必要に応じて step up
具体的には：
まず，鼻カヌラで低流量（具体的には 0.5〜1 L／分）酸素投与を開始し，20〜30 分後に動脈血ガス分析を行い，PaO_2 ＞60 mmHg かつ $PaCO_2$ の前回よりも低下がない

場合：

ベンチュリーマスク（高流量マスク）での酸素投与：このケースではすでにこれをしても $PaCO_2 > 70 mmHg$ で意識低下があるので，時を移さずNPPVの適応と思われます．

④ まずはNPPVを検討．

- □ NPPVがなぜ選択されるのか？：COPDの増悪患者において挿管下人工呼吸管理に比べて，死亡率の低下，挿管必要性の減少をもたらし，入院期間の減少や院内肺炎率の低下などが得られるエビデンスが確立しています（症例5 Q&A「NPPVの利点と欠点とは」参照）．
- □ NPPVを開始するタイミング：以上の酸素療法でも改善がなく，あるいは呼吸性アシドーシスが進行する場合，NPPVが行われます．表1に急性増悪時の導入基準を示します．表2にはNPPVを避けたほうが良い場合を示します．

表1 急性期NPPVの導入基準
1. 高度の呼吸困難を認める
2. 薬物療法に反応不良である
3. 呼吸補助筋の著しい活動性，奇異呼吸を認める
4. 呼吸性アシドーシス（pH < 7.35），高二酸化炭素血症（$PaCO_2 > 45 mmHg$）
5. 胸部レントゲンで自然気胸を除外していること

・コメント：II型呼吸不全，すなわち換気不全（肺胞換気量が低下）している場合が良い適応です．

表2 急性期NPPVを避けるべき基準
1. 呼吸停止
2. 心血管不安定（低血圧，不整脈，心筋梗塞）
3. 傾眠，精神障害，非協力的
4. 誤嚥の危険性が高い，粘性または大量の分泌物
5. 最近の顔面または胃食道の手術
6. 頭蓋骨，顔面の外傷，固定的な咽喉頭の異常
7. 極度の肥満

・コメント：最も注意するべきは自発呼吸がある程度維持されていることが大切です．

- □ NPPV開始にあたっての注意点：この際，患者，家族に十分なインフォームドコンセントを行う必要がある．NPPVは気管挿管して人工呼吸管理を行う前の治療として選択する場合と，気管挿管を希望しない患者の最高限度としての治療法の2つの場合があり，この点を明確にしておく必要があります．

⑤ この症例では，軽度の意識障害はあるものの，簡単な指示には従えていたので，また自発呼吸も保たれ，かつ気道分泌も自力での喀出と気道吸引でコントロール可能と判断したため，NPPVを開始することになりました．また，本人もご家族も一致して挿管下人工呼吸も含めた呼吸管理を希望しました．

⑥ **原因の治療**：COPD増悪に対する治療：前の症例を見てください．

STEP 3：初期設定はこうする

設定はどうするか？：
① **導入手技**：NPPV は患者の自発呼吸が前提なので鎮静は行わない．
② **マスク**：確実に陽圧補助換気ができるように，フェイスマスクを用いる．
③ **機器**：入院患者なので据え置き型 V60 を選択．
④ **S／T モードで開始**．
⑤ **設定条件**：
　IPAP：$8cmH_2O$
　EPAP：$4cmH_2O$
　呼吸数：16 回／分
　酸素：吸入酸素濃度 F_{IO_2} 0.45 で開始

COLUMN

COPD 増悪時の初期設定のコツ：だいじなので重複を恐れず……

- **モード**：自発換気がある程度保たれているが意識障害があるかその危険がある場合，S／T モードはよく用いられるモードです．換気補助のおかげで分時換気量が担保されます．
- **EPAP**：人工呼吸の PEEP に相当します．COPD では気道閉塞により呼気に時間がかかり，十分に気道内圧がゼロに近づく前に吸気に移行してしまい，しばしば呼気終末圧が陽圧になってしまいます．これを auto PEEP といいます．その値は多くは $2～4cmH_2O$ とされているので，それに打ち勝つために $4cmH_2O$ で開始することが一般的です．
- **IPAP**：人工呼吸の圧規定換気での最大吸気気道内圧に相当し，IPAP－EPAP は PS（pressure support）圧に相当します．ですから，これを高く設定すると換気量が増えますが，高すぎると圧損傷の危険や気道内圧が高くなります．通常，初期設定では $8cmH_2O$ とすることが多いです．
- **呼吸数**：NPPV の S／T モードの呼吸回数は，最低呼吸回数を指定するものです．したがって設定を 16 回／分にすると，本人の呼吸回数が 16 回／分を下回ると器械が最低の呼吸回数を維持するようにサポートしてくれます．COPD では気道閉塞により気道抵抗が増加しており，とくに呼気時間の延長がありますので，「呼吸はゆっくりと」が合言葉です．
- **F_{IO_2}**：現在 0.45 で PaO_2 65＞60mmHg なので同じで開始します．

STEP 4：より詳しい設定を理解する

より詳しい設定はこうする
① トリガーについて

- トリガーとは何か？：吸気や呼気相で一定以上の圧がかかったり，流速がかかると，機器がそれを検知して，それ以後呼気相または吸気相に移行するようになっています．その圧や流速をトリガー trigger といいます．挿管下人工呼吸器では自発呼吸がある場合，自発吸気で回路内がある一定以上に陰圧になると吸気相に移行する仕組みがいい例です．NPPV では自発呼吸のあることが前提ですから，このトリガーの設定は重要ですよね．
- V60 のような NPPV 専用機では，吸気・呼気両方のトリガーを調節することが可能な機器があります．これにより吸気呼気時間が調節され，同調しやすくすることがあります．Auto Track ＋という補助モードで通常は改めて設定する必要はありませんが，必要時は吸気だけでなく呼気のトリガーを調整することで，吸気時間の調整が可能です．本例のような COPD の急性増悪患者では，このモードで感度を調整することで I：E 比を 1：3 くらいにして NPPV を導入しやすくすることができます．

COLUMN

V60 について

　NPPV の据置型機器の代表で，以下の機能を持っています．本書でもかなりの部分は V60 を用いることを前提としています．それぞれ症例のつど説明してゆくことになります．

(1) モード
- CPAP モード
- S／T モード
- PCV モード
- AVAPS モード
- PPV モード

(2) 補助機能
患者呼吸の負担減を目的として，必要に応じて併用する機能があります．
- C-Flex［CPAP モードのみ］
- ランプ機能［CPAP，S／T，PCV モードのみ］
- ライズタイム機能［CPAP モードを除く］

(3) 酸素添加機能：人工呼吸器のように高圧酸素配管を本体背面に接続することで，21〜100％濃度の範囲で F_{IO_2} を設定できます．

(4) スタンバイモード
圧供給を一旦停止し，設定を変更する際に使用する．

(5) オートトラックプラス AutoTrack ＋機能
吸気トリガまたは呼気サイクルの感度を手動にて設定する際に使用する

② ライズタイム rise time
- 吸気の立ち上がりの時間を既定するものです．図1のようにEPAPからIPAPに達するまでの時間と考えてください．標準設定で通常は開始します．吸気努力が強いあるいは呼吸回数が速い場合には，ライズタイムを短くすると同調しやすくなります．患者の呼吸努力に合わせて設定をしてあげると楽に呼吸ができるようになります．反対にライズタイムが短すぎると，短時間で設定圧まで吸気圧が上がるため，患者の違和感が強くなります．患者の違和感が強い場合や呼吸回数が安定した場合には，ライズタイムは長くとるようにしてみます．

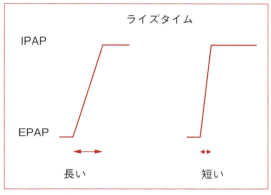

図1　ライズタイムとは

STEP 5：実際の手技はこうする

マスクフィッティングのコツ
- **マスクタイプの選び方**：急性期の呼吸不全には鼻と口をカバーするフェイスマスクを通常使用します．鼻の部分のみのマスク（鼻マスク）だと口を開いたりしてうまく導入できないことがあります．鼻マスクは安定期のCOPDに対してのNPPVの導入やCPAPの必要な閉塞型睡眠時無呼吸症候群OSASの患者にしばしば使用します．また，外傷などでうまくフェイスマスクが装着できない患者では，トータルフルフェイスマスクといった顔全体を覆うマスクも使用したりします．
- マスクのフィッティングはNPPVの命！「始めが肝心」
  1) **姿勢**：急性期は頭位側を30度程度挙上した状態で，マスクのフィッテングを行います．
  2) **マスクサイズの選定**：リークの有無を確認して適切なサイズのマスクを選択します．マスクをつけるときに，最初からバンドで固定せずに，手でマスクを押さえて違和感がないかを確認しながら装着すると成功しやすいです．
  3) **マスク装着時の注意**：上下左右のバランスをみながら，安定したらバンドで固

定しますが，リークを減らすためにきつく締め付ける必要はありません．

4) リーク（空気漏れ）は想定ずみ！
- リーク量が 10L／分以下では少なすぎるぐらいです．バンドをきつく締めすぎていないか確認する必要があります．
- 30L／分くらいがちょうどよいと考えられますが，40L／分以上のリークがある場合は，リーク量が多すぎるかもしれません．
- さらに 60L／分以上のリーク量だと IPAP 圧が保てなかったり酸素濃度が維持できない可能性がありますので対策が必要です．

5) リークが多すぎるときの対策
- リーク量が多い場合にはまず原因を考える必要があります．
①マスクがずれている：とくに左右非対称になっていないか注意．
②バンドが緩い：皮膚圧迫を恐れるあまりゆるくなりすぎることもあります．
③マスクサイズが合っていない：痩せてくると頬がこけて，以前は最適であったマスクが適合しなくなることもあります．逆に浮腫によりサイズが合わないことも．
④開口している：もし現在経鼻マスクならフェイスマスクに変更する．

STEP 6：次の 30 分はこうする

① NPPV の有効性の判定は？
- NPPV が有効な症例では，開始後まず呼吸状態の改善を認めることが多いです．とくに COPD の増悪では，改善を示す徴候として，**心拍数・呼吸数の減少（安定）** は臨床上重要です．また一致して意識状態も改善します．自覚的にも「楽になった」「息がしやすくなった」といわれることが多いです．
- 血液ガス：SpO_2 も上昇します．

② 何をモニターするか？：呼吸数，脈拍，意識状態，SpO_2（PaO_2）
- 呼吸数 16 回／分，脈拍 80 回／分　整，意識状態　ほぼクリア，SpO_2 96 ％

□ PaO_2 が低すぎたら（60 mmHg 以下，あるいは SpO_2 ＜ 90 ％）
- IPAP をあげる：8 cmH_2O で開始したが，患者のフィット感や息苦しさの具合と SpO_2 をモニターしながら 2 cmH_2O ずつあげて最大 16 cmH_2O まであげてみる
- EPAP をあげる：やはり IPAP 同様，患者のフィット感や息苦しさの具合と SpO_2 をモニターしながら 2 cmH_2O ずつあげていく

●**行った対策**●
- IPAP：12 cmH_2O へあげた．
- EPAP：6 cmH_2O へあげた．
- 呼吸数：16 回／分のまま．
- 酸素：FIO_2 0.45 のまま．

STEP 7：次の 1 時間はこうする

① 何をモニターするか？：S_pO_2（PaO_2），$PaCO_2$ と最大気道内圧．
② S_pO_2，PaO_2 をみて条件を修正：目標：$S_pO_2 > 95\%$ を維持する．
③ 1 時間後に動脈血液ガス分析をする：
- 患者さんの意識もだんだんはっきりしてきました．1 時間後に動脈血液ガスの改善を測定しました．
  pH 7.36，$PaCO_2$ 64.0 mmHg，PaO_2 80.7 mmHg，HCO_3^- 33.0 mEq／L でした．
- $PaCO_2$ が低下しアシドーシスが改善しています．換気補助により分時換気量が増加したことを示しています．
- その結果，低酸素血症も著明に改善しました．

● 行った対策 ●
- 治療続行．
- F_IO_2 を 0.35 に低下して経過観察．

□ NPPV 中に協力が得られない場合の対策
- NPPV 使用から 4 時間後ぐらいから NPPV のマスクをたびたび外してしまい協力が得られない状態になった．
- 不穏でバイタルは血圧 168／80 mmHg，HR 112 回／分，RR 30 回／分，S_pO_2 96 ％と呼吸回数も増加した．

□ 行った対策
- 家族に再度来院していただき，本人にこの治療法について説得していただいた．
- そのうえで，必要に応じて下記の内容を行うことを確認した．
  ①鎮静剤を使用する．
  ②上肢の抑制を行う．
  ③悪化時には挿管しての人工呼吸管理を行う：NPPV 開始後 4 時間前後でも改善がみられない場合は挿管下人工呼吸を選択するのが原則．

□ 24 時間後の結果：
- 家族に来ていただいてご本人にお話ししてもらい落ち着いた．
- 鎮静薬の使用は結局不要であった．

STEP 8：はじめの 12 時間での目標と結果

① この条件で自覚症状が著明に改善した．
② 誤嚥の危険性にないことを確認し，食事も開始．
③ 食事中は酸素 4L／分の鼻カヌラとした．

3 日後：
　　IPAP：10 cmH$_2$O
　　EPAP：4 cmH$_2$O

呼吸数：16 回／分
　　酸素：F_{IO_2} 0.3

にて，動脈血ガスは PaO_2 75mmHg，$PaCO_2$ 48mmHg，pH 7.40 BE ＋ 4.2 となり，NPPV は夜間のみ継続，昼間・覚醒中は自発呼吸とした．1 週間後には 24 時間自発呼吸となり退院した．

Q&A　NPPV では鎮静はしない？

- NPPV 患者の鎮静は難しい問題ですね．もともと自発呼吸を前提とし鎮静をしなくてもよいことが NPPV の利点です．
- この点に関して米国とヨーロッパの状況を調べた研究（Devlin JW, et al. Crit Care Med 35：2298-2302, 2007）によると，鎮静，鎮痛，拘束を全く使用しない割合は 15％，6％，28％だったと報告されています．また，米国とヨーロッパでその頻度が大きく異なったようです．わが国のデータはわかりませんが，日本でも施設だけでなく，病棟によっても異なると思います．もちろん，患者の基礎疾患や病態によっても異なると思います．とくに，挿管をしない前提の患者では鎮静薬や鎮痛薬を使用しない傾向があると思います．
- 当科では，必要に応じて鎮痛や鎮静を行い，危険行動などがある場合には抑制も行います．疼痛が存在する場合には，鎮痛薬としてフェンタニルを使用することが多いです．鎮静薬については，プレセデックスが呼吸抑制の少ない点から，しばしば投与されています．

NPPV の適応を学ぼう

NPPV の一般的適応と禁忌は前述しました．では疾患・病態別では？ 日本呼吸器学会 NPPV ガイドライン疾患別推奨度を表3に示します．

表3 日本呼吸器学会 NPPV ガイドライン疾患別推奨度

急性呼吸不全
推奨度 A ☐ COPD 急性増悪⇒レベル Ⅰ ☐心原性肺水腫⇒レベル Ⅰ ☐免疫不全に伴う急性呼吸不全　レベル Ⅱ ☐肺結核後遺症の急性増悪⇒レベル Ⅳ
推奨度 B ☐人工呼吸離脱に際しての支援方法⇒レベル Ⅱ ☐胸郭損傷⇒レベル Ⅲ
推奨度 C ☐喘息⇒レベル Ⅱ　経験があれば推奨度 B ☐外傷症例に対する NPPV の使用に習熟していない施設の場合ではレベル Ⅲ　推奨度 C ☐ ARDS／ALI，重症肺炎⇒レベル Ⅳ ☐間質性肺炎⇒レベル Ⅴ
慢性呼吸不全
推奨度 A ☐肥満性低換気症候群⇒レベル Ⅰ
推奨度 B ☐神経・筋疾患⇒レベル Ⅱ ☐小児⇒レベル Ⅲ
推奨度 C ☐ COPD（慢性期）⇒レベル Ⅱ ☐慢性心不全におけるチェーン・ストークス呼吸⇒レベル Ⅱ ☐拘束性換気障害⇒レベル Ⅳ

＊推奨度とエビデンスの基準は以下のとおりです．

推奨グレード

推奨グレード （Grade of Recommendation）	内容
A	行うよう強く勧められる 強い根拠があり，明らかな臨床上の有効性が期待できる
B	行うよう勧められる 中等度の根拠がある，または強い根拠があるが臨床の有効性がわずか
C1	科学的根拠は少ないが，行うことを考慮しても良い 有効性が期待できる可能性がある
C2	十分な科学的根拠がないので，明確な推奨ができない 有効性を支持または否定する根拠が十分ではない
D	行わないよう勧められる 有効性を否定する（害を示す）根拠がある

エビデンスレベル

Ⅰ	システマティック・レビュー / randomized controlled trial（RCT）のメタアナリシス
Ⅱ	1つ以上のランダム化比較試験による
Ⅲ	非ランダム化比較試験による
Ⅳa	分析免疫学的研究（コホート研究）
Ⅳb	分析免疫学的研究（症例対照研究，横断研究）
Ⅴ	記述研究（症例報告やケースシリーズ）
Ⅵ	患者データに基づかない，専門委員会や専門家個人の意見

ココがポイント！

- NPPVの設定でトリガーやライズタイムの調整でより患者が楽になる場合がある．

この症例から学んだこと

- COPDの急性増悪ではまずNPPVを試みる．
- 開始時は必要性の説明とマスクフィッティングが重要である．
- NPPVは挿管下人工呼吸の前段階として行う場合と最終治療として行う場合とを区別する．

症例 9 心不全における NPPV の使用法を知る

72 歳心不全急性期患者から NPPV を学ぼう

- 72 歳の男性が呼吸困難と低酸素血症で緊急入院した．諸検査から急性心不全と診断され循環器内科に入院した．鼻カヌラで酸素吸入をしたが低酸素血症の改善に乏しく酸素マスクが開始された．
- カテコラミン持続点滴下で意識清明，BP 89 / 50 mmHg，HR 112 / 分，整，RR 26 回 / 分．
- 酸素マスク 6L / 分でも S_pO_2 80％台であったため，NHF F_IO_2 0.8，30L / 分で開始したが P_aO_2 67 mmHg，P_aCO_2 32 mmHg，pH 7.48，HCO_3^- 23.6 mEq / L であった．

☑ CHECK POINT

STEP 1：病態をとらえる
- ☐ 低酸素血症はあるか？
- ☐ その病態は？
- ☐ 低酸素血症の程度は？
- ☐ 全身状態はどうか？
- ☐ 自発呼吸の状況と鎮静化の必要性はあるか？

STEP 2：思考回路
- ☐ 重症心不全の診断から NPPV の使用を考える

STEP 3：初期設定はこうする
- ☐ 設定はどうするか？

STEP 4：次の 30 分はこうする
- ☐ NPPV の有効性の判定は？
- ☐ S_pO_2（P_aO_2），P_aCO_2 はどうか？
- ☐ 非協力にどう対処するか？

STEP 5：次の 1 時間はこうする
- ☐ 心拍数，呼吸数，酸素化はどうか？
- ☐ S_pO_2（P_aO_2），P_aCO_2 はどうか？

STEP 6：はじめの 12 時間での目標
- ☐ F_IO_2 0.6 までさげられるか？

STEP 1：病態をとらえる

① 低酸素血症はあるか？：酸素吸入下で P_aO_2 67 mmHg であり P_aCO_2 < 45 mmHg ですのでⅠ型呼吸不全です．呼吸性アルカローシスがあります．
② その病態は？：急性心不全による呼吸不全．
③ 低酸素血症の程度は？：NHF F_IO_2 0.8, 30 L／分でも P_aO_2 低下している．
④ 全身状態はどうか？：意識清明でバイタルサインは BP 89／50 mmHg 以外は安定．
⑤ 自発呼吸の状況と鎮静化の必要性はあるか？：不穏などもなく指示に従えるので不要．

STEP 2：思考回路

① 急性心不全による重症Ⅰ型呼吸不全：
- 呼吸療法の選択順位は，鼻カヌラ⇒酸素マスク⇒NHF⇒NPPV⇒挿管下人工呼吸

□ 心原性肺水腫でも NPPV は有効な治療です．通常の酸素投与に比べ，器具装着の不快感はありますが，呼吸状態が改善し挿管を回避することに役立ちます．生命予後については，大規模な比較試験はないものの，メタアナリシスでは生命予後も改善すると考えられています（Gray A, et al. N Engl J Med 359：142-151, 2008）．

STEP 3：初期設定はこうする

① マスクはトータルマスクとして，マスクフィッティングを心がけます．
② CPAP モード：急性心不全ではまず CPAP 5 cmH$_2$O で開始します．
③ F_IO_2 は，0.8 で開始して，利尿剤などの薬物治療を使用．

STEP 4：次の30分はこうする

① NPPV の有効性の判定は？
- 心拍数，呼吸数，酸素化をモニター
- 患者も「楽になりました」と，呼吸数もやや低下
- S_pO_2（P_aO_2），P_aCO_2 はどうか？：S_pO_2 96％，HR 100／分，RR 20／分

② 非協力にはどう対処するか？
- 体動が激しくマスクを取り払おうとする．
- 意識障害がない場合➡現在の治療がうまくいっていることを説明する．
- 意識低下例➡挿管下人工呼吸への移行を検討．

STEP 5：次の1時間はこうする

① 心拍数，呼吸数，酸素化をモニター
・患者も「もっと楽になりました」と．呼吸数もやや低下し体動もやんだ．
② S_pO_2（PaO_2），$PaCO_2$はどうか？：S_pO_2 96％，HR 100／分，RR 18／分
・CPAP圧を8cmH₂Oまであげた．

STEP 6：はじめの12時間での目標

・患者本人に快適に呼吸できるかを確認しながら10cmH₂Oまであげていました．
・F_{IO_2} 0.6までさげられるか．
・24時間後にはCPAP 8cmH₂OでF_{IO_2}が0.6までさげられた．

急性肺水腫（心不全）患者におけるNPPV

- 心不全状態でCPAPを行うと心拍出量が増加します．その結果，呼吸数の低下，酸素化の改善，血行動態の改善，挿管率の低下が得られます．
- CPAPモードが第一選択です．CPAPの圧設定は5cmH₂O程度から開始し，患者が楽に呼吸できるように段階的に増やして8～12cmH₂O程度まであげていきます．
- CPAP以外のS／Tモードなども必要に応じて使用します．$PaCO_2$が上昇しているような場合には，分時換気量を確保するためにS／Tモードを使用したほうがよいかもしれません．
- 心筋梗塞の発生の危険については，有意な発生率の上昇はないようです．最近の報告を見る限り，ショックを除く心筋梗塞の急性期の患者で，NPPVが死亡率を減少させることが報告されています（Takeda S, et al. Jpn Circ J 62：553-558, 1998.）．
- **NPPV開始時期**：急性心原性肺水腫の呼吸管理の第一選択で，低酸素血症があり呼吸困難があれば，ただちに選択するべきとされます．
- **NPPVの禁忌**：ショック，心室性頻拍・細動，意識消失のあるときは禁忌とされます．また，NPPV後1時間が経過しても改善が見られない場合は，気管挿管下人工呼吸を検討してください．

ASV（適応補助換気，adaptive servo ventilation）とは？

- CPAPモードは睡眠呼吸障害を伴う慢性心不全患者で使用されている非薬物治療です．CPAPモードは閉塞性睡眠時無呼吸患者では高い有用性が確認されています．
- 一方，中枢性睡眠障害患者ではその有用性は明らかではありません．中枢性睡眠障害を合併した慢性心不全は，合併しない症例と比較し予後不良とされます．チェーンストークス呼吸は，換気量が減少と増加を周期的に繰り返す呼吸様式であり，慢性心不全に合併しやすい病態です．CPAPモードでは，このような呼吸様式を示す患者の低換気に対する治療を補助することができません．
- このような中枢性睡眠障害患者の呼吸管理として，ASVモードが用いられることがあります．
- ASVモードは，患者の呼吸を学習して調節するモードで患者本人の呼吸様式が安定するように低換気時の呼吸を補助するようになります．
- S/Tモードと異なる点は，特定の圧設定を維持するのではなく，患者の直前の呼吸状態を保つような機能です．また，過換気を助長しにくいとされます（Sharma BK et al. Chest 142：1211-1221, 2012）．
- いいことづくしのASVと思われましたが，2015年5月，心不全患者の睡眠時無呼吸症治療にASV装置を用いた臨床試験（SERVE-HF）で，ASV群での心疾患死亡の増加をもとに，アメリカFDAから緊急警告がありました（Cowie MR, et al. N Engl J Med 373：1095-1105, 2015）．
- 日本循環器学会と日本心不全学会はこれを受け，新規使用は慎重に検討するよう声明を出しました．

ココがポイント！

- 心不全による呼吸不全に対する呼吸管理の第一選択はCPAPである．
- ショック，心室性頻拍・細動，意識消失のあるときは禁忌．
- 中枢性睡眠時無呼吸症候群を伴う心不全に対するASVは当面新たな導入は避ける．

この症例から学んだこと

- 心不全による呼吸不全の呼吸管理の選択を学んだ．

症例

10 喘息重篤発作にNPPVを使う

喘息重篤発作の42歳男性から喘息におけるNPPVの適応と実際を学ぼう

- 3歳からのアレルギー性喘息．最近6ヵ月間ほど通院治療が不規則で吸入ステロイドも中断しがちであった．2日前から感冒をきっかけに起座呼吸．部屋に倒れているのを家族が発見し救急受診．

- 意識 JCS 10 チアノーゼあり，血圧 120/85 mmHg，PR 110/分整，呼吸数 16/分，呼吸努力様，呼気の著明な延長，全肺野に笛声音．SpO_2 78%（酸素5L/分），動脈血ガス分析は PaO_2 48 mmHg，$PaCO_2$ 64 mmHg，pH 7.25，BE 1.0（酸素5L/分吸入下）．酸素マスク10L/分でも SpO_2 90%であり喘息の重篤発作と判断し，血圧，心電図モニター下に，静脈ルートを確保するとともに，短時間作用性 $β_2$ 刺激薬（プロカテロール）のネブライザー吸入を開始．従来安全に使用できたステロイドとしてベタメサゾン（リンデロン）の点滴静注を開始．エピネフリンの皮下注射も繰り返した．

- 30分後酸素化はやや改善し SpO_2 95%となったが，依然呼吸が努力性で患者も「苦しいです」と訴えた．気管挿管下レスピレータ管理について説明するも本人は否定的．挿管下人工呼吸とするか，まずはNPPVとするか検討することとなった．

☑CHECK POINT

STEP 1：病態をとらえる
- ☐ 低酸素血症はあるか？
- ☐ その病態は？
- ☐ 低酸素血症の程度は？
- ☐ 全身状態はどうか？
- ☐ 自発呼吸の状況と鎮静化の必要性はあるか？

STEP 2：思考回路
- ☐ 気管支喘息の診断から換気補助方法を考える

STEP 3：初期設定はこうする
- ☐ NPPVはどう設定するか？

STEP 4：次の30分はこうする
- ☐ SpO_2（PaO_2），$PaCO_2$ はどうか？
- ☐ もしうまくいかなかったら？
- ☐ 挿管下人工呼吸を考慮するべき時
- ☐ 1回換気量をどう設定するか？
- ☐ I:E をどう設定するか？

- ☐ PEEP，PS はどうするか？
- ☐ アラーム設定はどうするか？
- ☐ 最大気道内圧はどうか？
- ☐ PS モードが必要か？
- ☐ アラームにどう対処するか？

STEP 5：さらに次の 30 分はこうする
- ☐ S_pO_2（PaO_2），$PaCO_2$，最大気道内圧
- ☐ 呼吸運動

STEP 6：次の 1 時間はこうする
- ☐ S_pO_2（PaO_2），$PaCO_2$，最大気道内圧
- ☐ 呼吸運動

STEP 7：はじめの 12 時間での目標
- ☐ F_IO_2 を 0.6（60％）までさげられるか？

STEP 1：病態をとらえる

① **低酸素血症**：その原因は，酸素吸入下でしかも PaO_2 48mmHg であるので肺胞レベルのガス交換障害が存在し，かつ $PaCO_2$ > 45mmHg なので肺胞換気量の低下がある．

② その病態は：気管支喘息の重篤発作．

- ☐ 気管支喘息の重篤発作とは何か？
  - 喘息治療管理ガイドライン 2015 によれば，喘息の発作の程度は軽症，中等症，重症，重篤発作に分類され，それぞれに応じた初期治療の選択が示されています．
- ☐ 一方，「気管支喘息の重責発作」とは，ステロイドの全身投与を含むあらゆる治療にもかかわらず，発作が改善しない状態と定義されます．今回の症例は，喘息発作による高度の気道閉塞とそれに伴う換気不均等がもたらす換気血流不均等による重篤な急性呼吸不全です．感冒などをきっかけに発作を繰り返している場合や，なんの前触れもなく急激に呼吸不全に陥ることもあります．この場合，初期治療を的確に行うために，来院時の所見から重症度を決めて，それぞれに応じた治療を速やかに行う必要があります．
- ☐ 治療の基本的な考え方は：
  - **低酸素血症だけは回避する**：これさえ達成していればほぼ後遺症なく回復します．
  - 気管挿管，レスピレータの準備は始めからしておく
  - 治療の切り札は全身ステロイドである：アスピリン喘息ではコハク酸製剤は危険であり，特に初診時でその点が明らかでないときは，メチルプレドニゾロン，水溶性プレドニンなどは避けて，リンデロンなどを使う．
  - ステロイドが効いてくるまで呼吸管理をする，というものです．

症例 10 ●喘息重篤発作に NPPV を使う

- □ 喘息における気管挿管とレスピレータ管理を行うべき適応を表2に示します．

  表2　喘息発作における気管挿管の適応

呼吸停止
心停止
持続する低酸素血症
意識障害

  これ以外はどれも相対的な適応である

- □ もう少し：治療経過からの気管内挿管の適応は以下のとおりです．
  - ・意識障害の出現
  - ・十分な酸素投与下でも，PaO_2 50 mmHg 以下
  - ・pH の低下を伴う $PaCO_2$ の上昇
  - ・急速に悪化してくる重篤な喘息発作
  - ・患者の疲労
  - ・非侵襲的陽圧換気療法がうまくいかなくなった場合
- □ 呼吸管理法の選択：確実に気道を確保し肺胞換気量を保てる管理法．低酸素血症を防ぐことを最優先

③ **そのほかの治療**：治療の切り札は全身ステロイドである．
- ・ステロイドが効いてくるまで呼吸管理をする
- ・バイタルのモニターと安定が先決

STEP 2：思考回路

① 重症のⅡ型（$PaCO_2$ の上昇あり）呼吸不全であり，呼気の著明な延長を伴う呼吸で呼吸困難感が強い：挿管下人工呼吸か NPPV かが検討されたが，
- ・自発呼吸が 16 回/分とある程度保たれている．
- ・意識状態が安定．
- ・pH ＞ 7.2 である．
- ・患者本人が意思の表明ができ，かつ挿管を希望していない．

の諸点を検討し，まず NPPV を選択した．

STEP 3：初期設定はこうする

① **導入手技**：NPPV は患者の自発呼吸が前提なので鎮静は行わない．
② **マスク**：確実に陽圧補助換気ができるように，フェイスマスクを用いる．
③ **機器**：入院患者なので据え置き型 V60 を選択．
④ **S/T モードで開始**．
⑤ **設定条件**：
　IPAP：8 cmH₂O
　EPAP：4 cmH₂O

呼吸数：12 回／分
酸素：吸入酸素濃度 F_{IO_2} 1.0 で開始．

⑥ その他の設定について
- ライズタイム：吸気開始から IPAP に達するのに要する時間：0.1 秒
  （COPD や ARDS ではやや短めの 0.05〜0.1 秒，拘束性疾患ではやや長めの 0.1〜0.2 秒）
- 吸気呼気トリガー：既定値
- 加温・加湿の設定：送気による乾燥を防ぐためです．加湿はマスクがくもる程度にすることが推奨されています．
- アラーム設定：既定値

STEP 4：次の 30 分はこうする

① S_{pO_2}（P_{aO_2}），P_{aCO_2} はどうか？
② 継続モニターのチェック：S_{pO_2} > 90 % とともに呼吸回数が増加していないか？
　有効だと呼吸数はむしろ低下することが多い：S_{pO_2} 96 % 呼吸数 14／分となった．
③ 呼吸状態：とくに胸郭の動き，マスクのフィッティング，患者の感想に注意：努力性呼吸が軽減され，「少し楽です」
④ 血液ガス分析：P_{aO_2} 158mmHg，P_{aCO_2} 48mmHg，pH 7.35，BE 1.0 と酸素分圧の上昇と二酸化炭素の減少がみられた．

●行った対策●
- うまくいっている
- 酸素化の改善と換気量の増加あり：F_{IO_2} を 0.2 ずつ段階的に減少：まずは 0.6 まで低下

⑤ もしうまくいかなかったら？
- マスクのフィッティングのチェック
- IPAP，EPAP の設定：低めではじめ，声掛けをしながら無理なく 2cmH$_2$O ずつあげていく：IPAP 16cmH$_2$O，EPAP 6cmH$_2$O まであげる
  この際，IPAP-EPAP は人工呼吸では PS にあたるので，換気量の改善が期待できます．一方，EPAP は PEEP にあたるので，喘息のような呼気終末に auto-PEEP が生じる病態ではそれに打ち勝つ程度の EPAP でよいので 4〜6cmH$_2$O でよろしいです．

⑥ それでもうまくゆかなかったら：躊躇なく挿管下人工呼吸を行う
- ガイドラインでは量規定換気を勧めていますが，気道内圧の上昇を危惧して，圧規定換気にする場合は換気量に注意します．
- 吸気相：呼気相は 1：3 以上と呼気時間を長めにとる．最大気道内圧 < 40cmH$_2$O に設定し，分時換気量をモニターする．

- auto-PEEP に注意して，**原則 PEEP は避けるか 4〜6cmH$_2$O 程度にする**．
- 気道内圧の上昇に注意：**1回換気量は小さめに (6〜8mL/kg)**．
- 最大気道内圧が 30cmH$_2$O をこえるかも：気道抵抗が増加しとくに呼気ができにくい状態：一回換気量を小さめにし，換気回数をその分増やす．

STEP 5：さらに次の 30 分はこうする

① 何をモニターするか？：S$_{pO_2}$(P$_{aO_2}$)，P$_{aCO_2}$と最大気道内圧．
② S$_{pO_2}$(P$_{aO_2}$) をみて条件を修正：目標：S$_{pO_2}$ > 95% を維持する．
③ 30分後に動脈血ガス分析をする：F$_{IO_2}$ 0.8

- □ データ：P$_{aO_2}$ 106mmHg，P$_{aCO_2}$ 50mmHg，pH 7.36，BE -0.4
- □ P$_{aO_2}$ が高すぎたら (100mmHg 以上)
  まず，P$_{aO_2}$ 100mmHg を目標に吸入酸素濃度をさげる．
  F$_{IO_2}$ を 0.8 (80%) にさげてみて S$_{pO_2}$ をモニターし，30分後にまた血液ガスをとっても問題ありません．
  P$_{aCO_2}$ をみる：極端なアシドーシス，つまり pH をみて < 7.2 でない限りは P$_{aCO_2}$ の上昇は許容します．したがって，このまま．

STEP 6：次の 1 時間はこうする

① 何をモニターするか？：S$_{pO_2}$(P$_{aO_2}$)，P$_{aCO_2}$と最大気道内圧．
② S$_{pO_2}$(P$_{aO_2}$) をみて条件を修正：目標：S$_{pO_2}$ > 95% を維持する．
③ 1時間後に動脈血ガス分析をする：F$_{IO_2}$ 0.6
- データ：P$_{aO_2}$ 98mmHg，P$_{aCO_2}$ 48mmHg，pH 7.350，BE 0
- 自発呼吸は平均 12回/分程度，気道内圧アラームもほとんど鳴らなかった．
- 聴診上 wheeze はかなり減少し，呼気の延長も改善している．

STEP 7：はじめの 12 時間での目標

① 主に S$_{pO_2}$ をみながら F$_{IO_2}$ を 0.6 (60%) までさげた．

● 対応と結果（人工呼吸開始後 24 時間後）●

その後，すみやかに呼吸状態，血液ガス所見が改善し以下のようになった．
1) S/T モード
2) F$_{IO_2}$：0.35
   - IPAP：8cmH$_2$O
   - EPAP：4cmH$_2$O
の条件下で：

動脈血ガス：PaO_2 100 mmHg, $PaCO_2$ 43 mmHg, pH 7.390, BE + 3.2

2日後にはNHF FIO_2 0.3 / 分で動脈血ガス：PaO_2 120 mmHg, $PaCO_2$ 40 mmHg, pH 7.40, BE 0 となり, さらに2日後室内気となり退院した.

喘息の呼吸管理のエビデンス

喘息治療・管理ガイドライン2015によると,

(1) 人工呼吸を考慮する条件

- 自発呼吸で低酸素血症を防ぐこと（SpO_2 > 90％）：これさえクリアしていればまず後遺症なく回復する.
- 高二酸化炭素血症は許容：pH < 7.3 でない限りは問題ない. 条件が達成できないとき, 人工呼吸管理を検討する.
- 原則として, 確実に気道確保するために気管挿管下人工呼吸管理とする.
- マスク下陽圧換気（NPPV）は一般病院や病棟では勧めない. 専門施設やICUで熟練者がいる場合はこころみてよいがNPPVの欠点は気道の確保が不確実なことであり, また呼吸が低下や停止したとき, 粘液栓などで急激に気道閉塞がおこったときに, 換気を保障できないからである.

(2) 気管挿管と人工呼吸の設定

- 緊急医薬品はすぐ使用できるように, また血圧, 心電図, SpO_2 モニタリングしながら行う.
- なるべく多数の医療スタッフを集める.
- 意識障害, 呼吸抑制状態がほとんどであり, 鎮静薬や筋弛緩薬, アトロピンも不要である.
- 経口挿管とする.
- 挿管手技そのものが病状を悪化させうる：手間取ったり, 気道への刺激があると気道閉塞が悪化することがある. その場でもっとも熟練した者が行う.
- 人工呼吸の設定：
  ① 換気モード：喘息予防・管理ガイドライン2009では従量式を推奨している. 1回換気量は5〜8mL/kg（通常300〜400mL）と少なめにし, 吸気相：呼気相は1：3以上と呼気時間を長めにとる. 最大気道内圧 < 50 cmH_2O に設定し, 分時換気量をモニターする.
  ② 吸入酸素濃度は1.0で開始し, SpO_2 > 95％（100 > PaO_2 > 80 mmHg）を維持できる最低値に段階的に落とす.
  ③ $PaCO_2$ の上昇は基本的に許容する. むしろ気にするべきはpHであって, pH > 7.2ならあえて処置はしない. この値が長引いたり下回る場合は, 重炭酸ナトリウム（メイロン）の点滴も考慮するが, 結局は CO_2 になるので, ほとんど用いない.
  ④ PEEP：喘息発作状態では, 気道閉塞のため気道抵抗が大きく, 呼気終末にも気道内圧は陽圧である. これを auto-PEEP（自己PEEP）または intrinsic PEEP（内因性PEEP）という. この状態にさらにPEEPをかけることには議論があるので, 一般にはかけない.

⑤PSVは患者がつらくない限り設定してよい．
⑥鎮静：患者の呼吸努力が強すぎたり，ファイティングする場合は，ミダゾラムなどで鎮静する．この場合，自発呼吸が適度に残る程度の鎮静がよい．筋弛緩薬はなるべく使わない．
⑦気道分泌物の吸引：適宜行うが，気道内の処置が気道閉塞を起こす危険があることを意識して迅速に行う．気管支鏡による吸引は熟練者が必要と認めたときに限定する．

(3) 離脱の時期と方法

ステロイドの効果が現れてくると，急速に換気状態が改善し，ほとんどすみやかに離脱，抜管できることが多い．通常のように，FiO_2が40％以下となり，自発換気が増加すれば，SIMVの回数を漸減するか，Tピースによる自発呼吸のトライアルでウィーニングを開始する．1～3日以内には完了することが多い．

Q&A　NPPV：喘息重症発作での適応？

- 13,930名の喘息入院患者を後ろ向きに調査しました（Mihaela S. Stefan, et al. Outcomes of noninvasive and invasive ventilation in patients hospitalized with asthma exacerbation. Ann Am Thorac Soc 13：1096-1104, 2016）．そのうち1,254名（9％）にNPPVまたは挿管下人工呼吸（IMV）が行われました．556名がNPPV，668名がIMVを受けました．26例（4.7％）のNPPV例が挿管下となりました．院内死亡率は，自発呼吸，NPPV，IMV，NPPV失敗例でそれぞれ0.2，2.3，14.5，and 15.4％でした．一見NPPV例のほうが予後はよいようですが，NPPV失敗例で最も予後が悪いことを考慮すると，もともとNPPVはやや軽症で用いられた可能性もあるので，どういった症例でNPPVを使うべきかまだ未確定ですね．

- メタアナリシスでは？
重度急性喘息患者に対するNPPVの有効性を評価するためにメタアナリシス（Lim WJ, et al. Non-invasive positive pressure ventilation for treatment of respiratory failure due to severe acute exacerbations of asthma. Cochrane Database Syst Rev. 2012 Dec 12；12：CD004360. doi：10.1002/14651858.CD004360.pub4.）が行われました．6件のランダム化比較試験が対象になりましたが，実際は5件でデータ収集が行われました．通常医療の単独実施に比べ，NPPVでは入院回数が減少し，救急科退院患者数が増加，呼吸数および肺機能測定結果が改善されました．期待できるものでしたが，喘息患者に対するNPPVの適用には依然として未確定な部分が残っています．重度の急性喘息，とくに喘息重積状態の管理におけるNPPVの効果を明らかにするためにはさらなる比較試験が必要でしょう．

- ■ ガイドラインでは？
  NPPVガイドライン（改訂第2版）ではどう書いてあるかといいますと：「喘息による急性呼吸不全においてNPPVは試みてもよい（エビデンスレベルⅡ，推奨度C1）．ただし，経験の少ない施設においては日常的には行うべきではない（C2）．」ここで，
  C1：科学的根拠に乏しいが行うことを考慮してもよい．有効性が期待できる可能性がある．
  C2：十分な科学的根拠がないので，明確な推奨ができない．有効性を支持するまたは否定する根拠が十分でない．
  というものです．
- ■ いずれにしろ最近は喘息で挿管下人工呼吸を要する患者は大変少なくなっています．ただ，COPDとの合併例（asthma-COPD overlap syndrome, ACOSといいます）や重症肺炎の合併例では，高度の呼吸不全になる場合があります．喘息の重篤発作の場合は後遺症のない救命（低酸素脳症などはおこさない！）が第一なので，他の呼吸管理でうまくいかないと判断したら躊躇なく挿管下人工呼吸に移行すべきです．

ココがポイント！
- 喘息の重篤発作による呼吸不全に対してNPPVを選択することがある．
- ただし，専門施設や熟練したスタッフによる施行が重要．
- NHFにしろNPPVにしろ，うまくゆかないときは迷わず挿管下人工呼吸に移行すべき．

この症例から学んだこと
- 喘息例では低酸素血症の防止が最優先．
- ステロイドなどの治療が効果を発揮するまで安全確実に呼吸管理をすること．

症例 11　ARDS に NPPV を使う

敗血症の 85 歳女性の例から ARDS の NPPV を学ぼう

- 認知症で介護施設入所中，尿路感染症にて入院し，抗菌療法中であったが高熱と血圧低下がみられ，血液培養では 2 回大腸菌が検出され敗血症性ショックの診断で当院 ICU へ転科．ドパミン，ドブタミン点滴下，血圧 104 / 72，脈拍 118 回整，呼吸数 32 回 / 分で頻呼吸，チアノーゼなく，意識レベル JCS-10．
- 両側肺野に粗い crackles 聴取，心音は雑音なく不整なし．
- 胸部レントゲン像では両側全肺野に浸潤陰影が認められる．あらかじめ本人・家族と相談し，気管挿管・人工呼吸器装着は行わない方針である．
- 酸素マスク 6L / 分で SpO_2 80 ％と改善なく，ネーザルハイフローで FiO_2 0.6，流量 30L / 分でみたが，動脈血ガス分析は PaO_2 108 mmHg，$PaCO_2$ 35 mmHg，pH 7.45，BE 3.0 であったが，本人が呼吸困難強く，苦悶様であり，これから，NPPV 管理としようと思う．

☑CHECK POINT

STEP 1：病態をとらえる
- ☐ 低酸素血症はあるか？
- ☐ その病態は？
- ☐ 低酸素血症の程度は？
- ☐ 全身状態はどうか？
- ☐ 自発呼吸の状況と鎮静化の必要性は？

STEP 2：思考回路
- ☐ ARDS の診断から NPPV を使う？

STEP 3：初期設定はこうする
- ☐ どう設定するか？
- ☐ アラーム設定はどうするか？

STEP 4：次の 30 分はこうする
- ☐ SpO_2（PaO_2），$PaCO_2$ はどうか？

STEP 5：はじめの 12 時間での目標
- ☐ FiO_2 を 0.6（60 ％）までさげられるか？

STEP1：病態をとらえる

① **高度の低酸素血症**：その原因は，肺胞レベルのガス交換障害．

 □ 酸素化指数 oxygenation index ＝ PaO_2 / FIO_2 は $108 / 0.6 = 180$ です．

② **肺胞レベルのガス交換障害の原因は**：ARDS

 □ 表1に示すベルリン定義で中等症ARDSですが，呼吸療法の選択では図1のように挿管下人工呼吸が推奨されるものの，高齢かつ認知症であらかじめ挿管をしないことが申し合わされているので，NPPVを行うこととなりました．

表1　ARDSのBerlin Definition
1. 発症時期 　臨床的誘因から1週間以内／呼吸症状の新たな発症・増悪から1週間以内
2. 胸部画像 　両側性の透過度低下—胸水，無気肺，腫瘤病変では完全に説明がつかないこと
3. 肺水腫の要因 　・心不全や輸液過剰では説明がつかないこと 　・リスクファクターが存在せず，静水圧性肺水腫を除外するには客観的評価（心エコーなど）を行うべし
4. 酸素化能 　Mild：$200 < PaO_2 / FIO_2 \leq 300$　PEEP or CPAP $\geq 5cmH_2O$ 　Moderate：$100 < PaO_2 / FIO_2 \leq 200$　PEEP $\geq 5cmH_2O$ 　Severe：$PaO_2 / FIO_2 \leq 100$　PEEP $\geq 5cmH_2O$

(Intensive Care Med 38：1573, 2012)

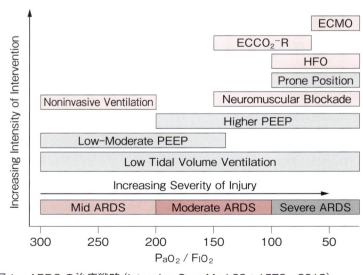

図1　ARDSの治療戦略 (Intensive Care Med 38：1573, 2012)

□ ARDS とは何か？
敗血症，重症の外傷，熱傷，重症肺炎などによって急速に呼吸不全に陥る臨床例が注目され，その病態が，肺毛細血管の障害に基づく透過性亢進による肺水腫であるとされます．その基礎病態として全身性の過度の炎症性変化があり（systemic inflammatory response syndrome, SIRS），さまざまな炎症性サイトカインの過剰な産生が観察されます．診断のための定義が 2012 年，ベルリンでの会議で報告され，現在世界的な基準となっています（表 1）．

③ **呼吸管理法の選択**：NPPV．

□ ARDS の場合は，軽症（P/F > 200 mmHg）では NPPV，中等症（P/F < 200 mmHg），重症（P/F < 100 mmHg）では調節換気で PEEP モードを併用することが推奨されます．

④ **全身状態**：バイタルのモニターと安定が先決．

STEP 2：思考回路

① 重症の I 型（$PaCO_2$ の上昇なし）呼吸不全であり，浅い頻呼吸で呼吸困難感が強い：NPPV で換気補助を行う．
② **ARDS**：軽症に準じて NPPV で開始する．
③ **肺保護戦略**：肺の圧損傷を最小限にするために，EPAP を高めとしつつも，気道内圧プラトー圧が 30 cmH_2O をこえるないように調整．

STEP 3：初期設定はこうする

① **導入手技**：NPPV のため鎮静はしない．あらかじめ，マスクのことや呼吸法の原理などをわかりやすい言葉でゆっくり説明する．：本人の理解は良好で「お願いします」とのこと．
② **マスク**：確実に陽圧補助換気ができるように，フェイスマスクを用いる．
③ **機器**：入院患者なので据え置き型 V60 を選択．
④ **S/T モードで開始**．
⑤ **設定条件**：
　IPAP：12 cmH_2O
　EPAP：6 cmH_2O
　呼吸数：20 回／分
　吸気時間：1 秒
　酸素：吸入酸素濃度 FiO_2 1.0 で開始

□ ただし，始めから設定圧で開始すると違和感などで成功しないことがあるので，IPAP 8，EPAP 4 cmH$_2$O 程度から段階的にあげてゆきましょう．ARDS はいわば「肺が水浸し」となっているために肺が硬くコンプライアンスが低下します．つまり健常肺より高い圧をかけないと同じ一回換気量が得られません．

⑥ **アラーム設定**：既定値

　□ ただし，食道内圧の静止圧が 20 cmH$_2$O 程度なので，胃酸逆流の防止のためにも最大気道内圧がこれを超えない程度が望ましいですね．

STEP 4：次の 30 分はこうする

① **SpO$_2$（PaO$_2$），PaCO$_2$ はどうか？**：呼吸数が 20 回と低下，SpO$_2$ 94％前後でした．自覚的にも「楽になりました」とのこと．
② **動脈血液ガス**：F$_{IO_2}$ 1.0 で pH 7.40，PaCO$_2$ 35 mmHg，PaO$_2$ 70.0 mmHg，HCO$_3^-$ 24.2 mEq／L と PaO$_2$ の改善あり．

●行った対策●
　　EPAP：6 cmH$_2$O ➡ 10 cmH$_2$O まで段階的にあげた．
　　IPAP：12 cmH$_2$O ➡ 16 cmH$_2$O まで段階的にあげた．
　　F$_{IO_2}$：1.0

●次の 2 時間●
　・動脈血液ガスで pH 7.45，PaCO$_2$ 44 mmHg，PaO$_2$ 100.0 mmHg，HCO$_3^-$ 29.0 mEq／L と改善．呼吸数も 16 回／分と低下．

●行った対策●
このまま続行．

STEP 5：はじめの 12 時間での目標

　・その後：動脈血ガスをみながら段階的に．
　　EPAP：8 cmH$_2$O
　　IPAP：14 cmH$_2$O
　　呼吸数：12 回／分
　　吸気時間：1 秒
　　酸素：吸入酸素濃度 F$_{IO_2}$ 0.8
で PaCO$_2$ 38 mmHg，PaO$_2$ 90 mmHg，pH 7.4 となった．

ARDS の呼吸管理の選択

　本文でも言いましたが，2012年にベルリンで決定されたいわゆるベルリン定義が，ARDS の診断と治療法選択のスタンダードとされています（Ferguson ND, et al. Intensive Care Med 38：1573-1582, 2012）．従来は ARDS と診断されれば，すぐに挿管下人工呼吸の適応と考えられていました．しかし，さまざまな臨床エビデンスにより，軽症 ARDS（P／F ＞ 200 mmHg）では NPPV の適応があるということになったのです．

　ただし，開始時の重篤な低酸素血症・全身状態不良（SAPS II スコア高値）・NPPV 開始 1 時間後の P／F 比＜ 175，などがあると，NPPV は失敗しやすいことが報告されていますので慎重に行います．また NPPV の一般的な注意事項を有する場合（ショック・多臓器不全・不穏・大量の気道分泌）は，気管挿管による人工呼吸管理を優先します．

　NPPV 開始後数時間以内に治療効果の評価を行い，効果不十分例では挿管への移行を検討する必要があります．NPPV のガイドラインでも，軽症例で適応を選んで，慎重に，というスタンス（エビデンスレベル 2，推奨度 B）です．

 ARDS での NPPV の利点と欠点

- **利点**：これは NPPV 一般の利点ですが，挿管を避けることで人工呼吸器関連肺炎という最大の予後不良因子を回避できること．そして，意識を保ち，会話が可能で，飲食も原則可能なことです．NPPV をファーストライン治療として行うと 54％の患者で挿管下人工呼吸が回避できました．そのおかげで VAP が減り（2％ vs. 20％；$p < 0.001$）ICU での死亡率が減りました（6％ vs. 53％；$p < 0.001$）．（Antonelli M, et al. Crit Care Med 35：18-25, 2007）
- **欠点**：しかし，このことは同時に，自発呼吸ゆえの呼吸苦，呼吸筋疲労，不安・不穏などの原因となります．しかも，最近の比較試験で，NPPV のインターフェイスはヘルメット型が望ましいとのことです．（Patel BK, et al. JAMA 315：2435-2441, 2016）

ココがポイント！
- 軽症の ARDS では NPPV の適応がある．
- ただし NPPV 開始後に評価して，効果が不十分なら挿管下人工呼吸へ移行する．

この症例から学んだこと

- ARDS での NPPV の適応と実際を学んだ.
- ARDS での NPPV の限界を理解した.

症例 12

筋萎縮性脊索硬化症（ALS）にNPPVを使おう

66歳男性のALS患者からNPPVの使い方を学ぼう

- 66歳男性．10年前から筋萎縮性脊索硬化症 amyotrophic lateral sclerosis（ALS）にて在宅療養中だったが，2年前上気道感染症を契機に呼吸不全が出現し，入院中NPPVを使用した．その後NPPVから離脱し，室内気で自宅退院した．当時の血液ガス：PaO_2 88mmHg, $PaCO_2$ 48mmHg, pH 7.44, HCO_3^- 32.0mEq/Lであった．
- 1年前から徐々に球麻痺が進行し，自発呼吸が減少，在宅診察でのSpO_2が90％を下回るようになり，また喀痰の自発喀出が困難になってきた．朝の頭痛や羽ばたき振戦もみとめるようになったため，在宅NPPVの導入目的で入院．来院時，血圧128/76，脈拍112回整，呼吸数12回/分で浅い呼吸，チアノーゼなく，意識レベルJCS-1．
- 両側肺野純，心音は雑音なく不整なし．胸部レントゲン写真異常なし．血液ガス：酸素2L/分，鼻カヌラでPaO_2 110mmHg, $PaCO_2$ 64mmHg, pH 7.30, HCO_3^- 28.5mEq/L．NPPV管理としようと思う．

☑CHECK POINT

STEP 1：病態をとらえる
- ☐ 低酸素血症はあるか？
- ☐ その病態は？
- ☐ 低酸素血症の程度は？
- ☐ 全身状態はどうか？
- ☐ 自発呼吸の状況と鎮静化の必要性は？

STEP 2：思考回路
- ☐ 神経筋疾患の診断からどのようなモードを選ぶか？

STEP 3：初期設定はこうする
- ☐ NPPVをどう設定するか？

STEP 4：次の30分はこうする
- ☐ SpO_2（PaO_2），$PaCO_2$はどうか？
- ☐ 自覚症状や呼吸数の変化は？

STEP 5：次の1時間はこうする
- ☐ 何をモニターするか？

STEP 6：はじめの12時間での目標と結果
- ☐ 設定条件をチェック？

STEP 7：より長期的な目標
- ☐ 在宅NPPVの条件を決定する．

STEP 1：病態をとらえる

① **低酸素血症**：その原因は，肺胞換気量の低下．

□ 血液ガス：酸素 2L／分，鼻カヌラで P_aO_2 110mmHg，P_aCO_2 64mmHg，pH 7.42，HCO_3^- 32.0mEq／L
F_{IO_2} を $0.21 + (0.04 \times 2) = 0.29$ と仮定すると，$AaDO_2 = (760-47) \times (0.21 + 0.04 \times 2) - 64/0.8 - 110 = 17$ とほぼ正常です．すなわち，低酸素血症の原因は純粋に肺胞換気量の低下です．

② **肺胞換気量の低下の原因は**：球麻痺による呼吸麻痺．

□ 神経筋疾患の呼吸不全の病態は？
神経筋疾患（neuromuscular disease）とは，運動ニューロン，末梢神経，神経筋接合部および筋肉に病変のある疾患の総称です．呼吸障害を起こす主な疾患は表1のようなものがあります．
呼吸不全の主な原因は，横隔膜をはじめとする呼吸筋力低下による肺胞換気量の低下であり，$AaDO_2$ の増加をほとんど伴わないⅡ型の呼吸不全を呈します．肺は健全なことが多く，ガス交換能は正常なことが多いのです．筋ジストロフィーではしばしば胸郭の変形も伴いそれによる換気障害も病態に加わります．
急性呼吸不全を示す場合は，通常 NPPV か気管挿管下人工呼吸管理（ISMV＋PS など）を行い，疾患の回復とともに離脱を試みますが，慢性呼吸不全に陥った場合では，長期間の NPPV やレスピレータ装着が必要になります．このような慢性例の代表疾患は Duchenne 型筋ジストロフィーと筋萎縮性脊索硬化症（ALS）です．

表1　呼吸障害を起こす主な神経筋疾患
急性呼吸不全：ギランバレー症候群，重症筋無力症のクリーゼ，中毒（フグ，ボツリヌス，有機リン農薬，サリンなどの毒薬）
慢性呼吸不全：筋ジストロフィー，運動ニューロン疾患（筋萎縮性脊索硬化症（ALS）など）

③ **呼吸管理法の選択**：NPPV（基本的には室内気でよい）．
④ **神経筋疾患の呼吸不全の場合**：ガス交換能は正常なことが多く，換気量さえ確保できれば良いので，第一選択は NPPV（基本的には室内気でよい）．
⑤ **全身状態**：バイタルのモニターと安定が先決．

STEP 2：思考回路

① 呼吸筋麻痺によるⅡ型呼吸不全である：鎮静は基本的には行わない．
② 自発呼吸を生かした NPPV で換気を補助して分時換気量を確保．

STEP 3：初期設定はこうする

NPPV の設定：V60 で開始：マスクはトータルフェイスマスクで開始した．
① S / T モード
② EPAP：4 cmH$_2$O
③ IPAP：8 cmH$_2$O
④ 呼吸回数：12 回 / 分
⑤ 吸入酸素濃度：室内気下 0.21（21％）

□ 基本的には室内気でよいですが，急性期で肺炎などの合併も除外できない時点では吸入酸素濃度をあげてください

STEP 4：次の 30 分はこうする

① 何をモニターするか？：自覚症状，呼吸数，S_pO_2（P_aO_2），P_aCO_2．
② S_pO_2，P_aO_2 をみて条件を修正：目標：$S_pO_2 > 95％$ を維持する．
③ 呼吸数 12 / 分．
④ 30 分後に動脈血ガス分析をする：
- データ：P_aO_2 74 mmHg，P_aCO_2 56 mmHg，pH 7.360，HCO_3^- 32.0
- 最大気道内圧：12 cmH$_2$O

□ P_aO_2 が低すぎたら
A_aDO_2 の計算式を用いて F_IO_2 をあげる．

⑤ P_aCO_2 をみる：
- 高めでよい（60 mmHg 以下であれば害はない）のでこのまま

● 行った対策 ●
- S / T モード
- EPAP：4 cmH$_2$O
- IPAP：8 cmH$_2$O
- 呼吸回数：12 回 / 分
- 吸入酸素濃度：室内気下 0.21（21％）

STEP 5：次の 1 時間はこうする

① 何をモニターするか？：S_pO_2（P_aO_2），P_aCO_2．
② S_pO_2（P_aO_2）をみて条件を修正：目標：$S_pO_2 > 95％$ を維持する．

・1 時間後：S_pO_2，バイタルサインも安定しているので，このまま

> **STEP 6：はじめの 12 時間での目標と結果**

① FIO_2：0.21 でも PaO_2 88 mmHg，$PaCO_2$ 48 mmHg．
・自発呼吸：12 / 分

> **STEP 7：より長期的な目標：在宅における呼吸管理の継続**

入院後 3 日経過した．呼吸筋麻痺は継続し，NPPV からの離脱は困難と判断された．
　①据置型の V60 から在宅型の機種（この場合は帝人：NIPnasal）に変換し，
　　1）S / T モード
　　2）EPAP：4 cmH₂O
　　3）IPAP：8 cmH₂O
　　4）呼吸回数：12 回 / 分
　　5）吸入酸素濃度：室内気下 0.21（21％）
　②マスクは鼻マスクとして，負担を減らす工夫をした．
で，設定し，入院中に試した後，第 10 病日に自宅退院となった．

神経筋疾患の呼吸管理

　慢性進行性の神経筋疾患においては，次第に呼吸筋力が低下し肺胞低換気からⅡ型呼吸不全に至ります．この場合の呼吸管理の第一選択は NPPV です（エビデンスレベルⅡ，推奨度 B）．根本的な治療法がないため，いったん人工呼吸を開始すると何年にもわたり継続となり，患者本人や家族には重い負担を強いる結果となります．それだけに導入に当たっては，本人と家族へのインフォームドコンセントを十分に行う必要があります．この症例のように呼吸器感染症などを契機に急性に悪化する場合もあり，神経内科専門医を含めた医療チームから，普段から本人と家族へのインフォームドコンセントを行い，コンセンサスを得ておくことが望ましいと考えます．
・チーム医療を確実に行うために，より具体的には，

1. NPPV 開始の決定：最近は NPPV さえも行わないということはほとんどないと思われます．したがって，この時点では，さらに病状が悪化したときに，レスピレータ装着，さらに気管切開を行うか否かについての話し合いが必要です．

2. 気管切開下 IPPV (tracheostomy intermittent positive pressure ventilation, TIPPV) の適応の検討：気管切開下に何度離脱を試みても失敗．しかも病状が安定した場合，在宅での呼吸管理の可否を検討する．
3. 医療チームの協力体制と在宅看護ケアの対策：在宅看護ステーション，リハビリテーションチーム，介護士，家族，呼吸器会社の在宅サービス部門，医師，医療ソーシャルワーカーとの間でミーテングを繰り返し，日常の管理と急変時の対応法を確認．
4. 本人・家族への精神的ケア：精神科医師も含めた精神的なサポート体制を構築する．

- 神経筋疾患の NPPV 適応ガイドライン（非侵襲的換気療法研究会 2004．Therapeutic Research 25：37, 2004）では，
  1. 慢性肺胞低換気症状を認める場合
  2. 昼間や睡眠時の $PaCO_2$（または，呼気終末 $PaCO_2$）が 45 mmHg 以上
  3. SpO_2 < 90％が 5 分以上続くか全モニター時間の 10％以上ある場合

  のいずれかがある場合，夜間の NPPV 導入を勧めています．

また，ALS の治療ガイドライン（日本神経学会 2002 年，臨床神経学 42：702, 2002）では，
1. $PaCO_2$ が 45 mmHg 以上
2. 睡眠中 SpO_2 < 88％が 5 分以上継続
3. ％FVC < 50％または最大吸気圧が 60 mmH$_2$O 以下

のいずれかで NPPV 導入を勧めています．

NPPV 設定の実際は，症例にもあったように，当初は biPAP 機器を用いて，S／T モードとし，IPAP 10 cmH$_2$O，EPAP 4 cmH$_2$O，呼吸回数 12 回／分（回数は自発呼吸により調整）程度とすることが一般的です．進行して 24 時間人工換気が必要になると在宅 TIPPV に移行することも多いです．

平成 17 年度厚生労働省福永班によると，Duchenne 型筋ジストロフィーの 77％が人工呼吸療法を受けており，そのうち 70％が NPPV を行っていました．その生命予後は，人工呼吸療法が行われなかった 1980 年代では平均 18 歳であったのに対して，現在は 27.5 歳と改善されています．

咽喉頭の機能障害が強くて，気道確保が困難な場合は，NPPV を用いるべきでなく，気管切開の下 IPPV を行います．

Q&A 神経筋疾患における呼吸リハビリテーション

■ とくに Duchenne 型筋ジストロフィーでは，小学校高学年ころから呼吸機能の低下が出現することが多く，この前から呼吸リハビリテーションが勧められます．呼吸筋力低下と胸郭変形による胸郭可動域の低下に対しては，air stacking といわれる息止めやアンビューバッグによる強制換気が試みられます．また，気道分泌物を自力で喀出できないと，窒息の危険や気道感染症の誘因となります．咳のときに徒手的に介助したり，メカニカル・イン-エクサフレーションという機器によって人工的な咳を作り出すことが行われます．

ココがポイント！
- 呼吸不全が初発症状の神経筋疾患がある．
- 神経筋疾患の NPPV 開始にあたっては疾患の進行についての十分なインフォームドコンセントが必要である．

この症例から学んだこと

- 神経筋疾患における呼吸不全は肺胞低換気によるⅡ型呼吸不全である．
- したがって，基本的には酸素吸入は不要で室内気下の換気補助が選択される．
- NPPV がほとんど全例で行われている．
- NPPV の設定は S/T モードで呼吸回数を多めにする．
- 気管切開下人工呼吸への移行に際しては十分なインフォームドコンセントが大切．

第2章
装着中の管理・対処法

症例 13　高齢者肺炎から NHF の管理を知る

嚥下性肺炎の 88 歳男性から NHF の管理を学ぼう

- 88 歳男性．6 年前に脳梗塞で入院．以後介護施設に入居，食事のときに軽度のむせを経験していた．3 日前から 38℃の発熱，咳，痰が出現し SpO_2 85％だったため救急入院となった．
- 入院時から絶食とし O_2 鼻カヌラ 5L/分で抗菌薬投与を開始したが，第 3 病日には SpO_2 80％と低下したため，無効と判断して抗菌薬を変更するとともに NHF を開始しようと思う．意識状態は清明，呼吸は苦悶状，呼吸数 32 回/分，脈拍数 120 回/分，血圧 132/76

☑ CHECK POINT

STEP 1：病態をとらえる
- ☐ 低酸素血症はあるか？
- ☐ その病態は？
- ☐ 低酸素血症の程度は？
- ☐ 全身状態はどうか？
- ☐ 自発呼吸の状況と鎮静化の必要性

STEP 2：思考回路
- ☐ 高度の I 型呼吸不全から NHF の使用を考える

STEP 3：初期設定はこうする
- ☐ NHF をどう設定するか？
- ☐ アラーム設定はどうするか？

STEP 4：次の 30 分はこうする
- ☐ SpO_2（PaO_2），$PaCO_2$ はどうか？

STEP 5：次の 1 時間はこうする
- ☐ SpO_2（PaO_2），$PaCO_2$ はどうか？
- ☐ F_{IO_2} の設定は適切か？
- ☐ 流量の設定は適切か？

STEP 6：はじめの 12 時間での目標
- ☐ F_{IO_2} を 0.6（60％）までさげられるか？
- ☐ 次のステップはどうするべきか？

STEP 1：病態をとらえる

① **高度の低酸素血症**：コンサルト受けたとき，マスク酸素 10L／分で pH 7.49，$PaCO_2$ 32.0 mmHg，PaO_2 46.0 mmHg，HCO_3^- 23.6 mEq／L，SpO_2 85％であり，$PaCO_2 <$ 45 mmHg なので I 型呼吸不全．その原因は，肺胞レベルのガス交換障害（吸入酸素濃度 FIO_2 は 0.5 前後と推定されますがはっきりとはわからないので，あえて $AaDO_2$ や酸素化指数 oxygenation index $= PaO_2 ／ FIO_2$ は計算不要です）．

② **肺胞レベルのガス交換障害の原因は**：重症の医療・介護関連肺炎 NHCAP

STEP 2：思考回路

① **治療の選択**：静脈ルートを確保し喀痰検査を再提出するとともに，重症肺炎の治療としてカルバペネム系抗菌薬へ変更した．

② **呼吸療法**：呼吸療法としては，$PaCO_2 <$ 45 mmHg で換気量は保たれており，意識はほぼ清明，苦悶様であるが，対話ができ理解力もあることから，まずは自発呼吸のままで，より高濃度の酸素投与を選ぶ．すなわち NHF を選択．NHF の説明の後，初期設定を行う．

- □ NHF の適応：
  1. **I 型呼吸不全（条件付き）**：酸素マスク（貯気バッグつき）など従来の酸素投与法では $SpO_2 >$ 90 ％を得られない
  2. **II 型呼吸不全（条件付き）**：$PaCO_2 <$ 50 mmHg のような軽症例や NPPV 拒否例などに限定．高度の $PaCO_2$ の貯留のある場合は，換気補助のために積極的に NPPV を選ぶべきですね．
  ：この 1 に合致
- □ NHF の禁忌：
  1. 自発呼吸消失
  2. 気道確保不能
  3. 循環動態不安定
  4. 患者の非協力など

  上記に相当する状態がないかをチェックする：問題なかったです．

③ **全身状態**：バイタルのモニターと安定が先決．

STEP 3：初期設定はこうする

① **初期設定**：
- 吸入酸素濃度（FIO_2）：0.8（80％）
- 流量：40L／分

② 鼻カヌラの調整
- 鼻のプロング（鼻孔に入る部分）は 3 サイズあり，患者の鼻孔の大きさに合わせて選択する．
- 装着する際は，回路の重みに耐えられるようネックストラップを装着する．

STEP 4：次の 30 分はこうする

① 何をモニターするか？：呼吸状態（頻呼吸や補助呼吸筋などの呼吸筋疲労の徴候），S_{pO_2}（P_{aO_2}），P_{aCO_2}．
② S_{pO_2}（P_{aO_2}）をみて条件を修正：目標：$S_{pO_2} > 95\%$ を維持する．
③ 30 分後に動脈血ガス分析をする：
- データ：P_{aO_2} 80 mmHg，P_{aCO_2} 36 mmHg，pH 7.400，HCO_3^- 24.0 mEq／L
- 呼吸数：20 回／分と低下，自覚的にも「やや楽になってきた」でとくに努力呼吸などの徴候はない

HINT!
- □ P_{aO_2} が低すぎたら（60 mmHg 以下，あるいは $S_{pO_2} < 90\%$）
- F_{IO_2} をあげる：まず 100％まであげ，S_{pO_2} をモニターする．

④ P_{aCO_2} をみる：
- とくに上昇がないのでこのまま．

● 行った対策 ●
- F_{IO_2}：0.8
- 流量：40 L／分

のまま．

STEP 5：次の 1 時間はこうする

① 何をモニターするか？：呼吸状態，S_{pO_2}（P_{aO_2}）．
② S_{pO_2}（P_{aO_2}）をみて条件を修正（目標）：$S_{pO_2} > 95\%$ を維持する．
③ 1 時間後に動脈血ガス分析をする：
- データ：P_{aO_2} 60 mmHg，P_{aCO_2} 40 mmHg，pH 7.38，HCO_3^- 24.5 mEq／L，S_{pO_2} 88％

● 行った対策 ●
- F_{IO_2}：1.0 へあげた
- 流量の調整：吸気時に鼻孔とカニュレの間から酸素流が漏れ出しているかを確認し 40 L／分が適正と判断．

STEP 6：はじめの 12 時間での目標

① FiO_2 を 0.6（60％）までさげる．

●対応と結果●

その後患者の状態は改善し，
- FiO_2：0.5
- 流量：40L／分
- 動脈血ガス：PaO_2 80 mmHg，$PaCO_2$ 40 mmHg，pH 7.390，BE ＋3.2

ほぼ目標が達成された．自発呼吸も 16 回／分で意識清明，努力呼吸なし．

NHF 中の食事とは？ 誤嚥の可能性は？

嚥下障害が疑われる患者に NHF 施行中の食事はどうするべきか？

9 名の健常者と脳卒中やパーキンソン病患者を対象に NHF を行い，その間の嚥下試験の結果が報告されています．流量が増加するにつれて，嚥下後の反射時間が短くなることがわかりました．つまり NHF は嚥下機能を改善する可能性があるというわけです．(Sanuki T, et al. Clin Oral Investig. 2016 Apr 8. [Epub ahead of print])

したがって，NHF 中に経口栄養をするか否かは，NHF をやるからではなく，原疾患や患者の状態により判断するべきとされています．(Leder SB, et al. Dysphagia 31：154-159, 2016)

Q&A NHF 中のケアとは？

- NHF は経鼻カヌラなので装着した状態で食事や会話が可能である点が大きな利点です．このことは従来のリザーバーバッグ付きマスクなどと比較して，患者の QOL を大幅に改善し，急性期リハビリにも有利ですし，患者の精神的状態にも大きなプラスですね．
- 看護サイドからみても，経鼻カヌラなので装着したままの状態で食事や会話，そして口腔ケアが可能なため，マスクの付けはずしの手間やリスクもなく，安全かつ十分に行えます．

- 加温加湿が37℃，100％で可能なので，鼻腔咽頭への刺激もほとんどありません．口内の乾燥感も少なくなっています．気道粘膜の粘液繊毛輸送系にもいい効果が期待されます．
- したがって，気道吸引の必要性も低下する可能性があります．
- 以上から院内肺炎の発生率も低下する可能性があります．
- またNPPVや挿管下人工呼吸器への移行も低下したという報告もあります．
- いいことずくめのNHFですが，機器の都合で移動には適しませんから，トイレや院内移動は課題ですね．

ココがポイント！
- NHFの初期設定で十分な改善ないときの設定調節はF_{IO_2}と流量とで行う．

この症例から学んだこと
- NHF中の食事について学んだ．
- NHF中のケアを学んだ．

症例 14 NPPVの合併症とその対策を理解する

COPD 増悪の 72 歳男性から NPPV の合併症とその対策を学ぼう

- 72 歳の男性．中等症の COPD で外来通院していた．安定期にはチオトロピウムの吸入により修正 MRC で 2 程度の息切れで安静時 SpO_2 94％であった．2 日前から 37.6℃の発熱とともに，膿性喀痰と呼吸困難を認め本日時間外受診した．COPD の増悪歴はない．
- 来院時，JCS 1-2 程度意識レベルの低下を認め，両側肺野に wheeze を認め，羽ばたき振戦を認めた．動脈血分析では室内下で pH 7.24, $PaCO_2$ 70.0 mmHg, PaO_2 50.0 mmHg, HCO_3^- 28.6 mEq/L であった．

☑ CHECK POINT

STEP 1：病態をとらえる
- □ 低酸素血症はあるか？
- □ その病態は？
- □ 低酸素血症の程度は？
- □ 全身状態はどうか？
- □ 自発呼吸の状況と鎮静化の必要性はあるか？

STEP 2：思考回路
- □ COPD 急性増悪の診断から NPPV の使用を考える

STEP 3：初期設定はこうする
- □ 設定はどうするか？
- □ より詳しい設定を理解する

STEP 4：実際の手技はこうする
- □ マスクフィッティングのコツ

STEP 5：次の 30 分はこうする
- □ NPPV の有効性の判定は？
- □ SpO_2（PaO_2），$PaCO_2$ はどうか？

STEP 6：はじめの 12 時間での目標
- □ 合併症にどう対処するか？

STEP 7：3 日後の評価
- □ NPPV のスキンケアの効果をみる
- □ NPPV からの離脱を行う

STEP 1：病態をとらえる

① **低酸素血症はあるか？**：動脈血分析では室内下でpH7.24，$PaCO_2$ 70.0mmHg，PaO_2 50.0mmHg，HCO_3^- 28.6mEq／Lなので低酸素血症があります．そして$PaCO_2$ 70.0＞45mmHgなのでⅡ型呼吸不全です．$AaDO_2 = 150-(70/0.8)-50 = 12$mmHgとあまり開大しておらず換気不全が主原因です．

② **その病態は？**：pHをみるとpH7.30でアシドーシスがあります．次に，$PaCO_2$ 70.0mmHgと上昇しているので呼吸性アシドーシスがあることがわかります．$[HCO_3^-]$があまり増加していないので，かなり急性に呼吸不全になったと判断します．つまり，急性呼吸不全と判断します．

③ **低酸素血症の原因は？**：COPDの増悪による慢性呼吸不全の急性増悪．

④ **全身状態はどうか？**：BP 154／90，HR 112／分，RR 18／分，体温37.6℃です．聴診では，全肺野でwheezeと呼気の延長がありました．そして重要なのは意識状態ですね．JCS1-2程度意識レベルの低下を認めており，CO_2ナルコーシスの可能性があります．

⑤ **自発呼吸の状況と鎮静化の必要性**：呼吸は努力性で呼吸数18回／分です．

STEP 2：思考回路

COPD急性増悪の診断からNPPVの使用を考える．
① 呼吸不全に対する治療とその原因の治療を分けて考える．
② **呼吸不全の治療**：COPDの増悪によるⅡ型慢性呼吸不全の急性増悪：低酸素状態からの脱却とCO_2ナルコーシスの防止．
③ **呼吸療法の優先順位**：患者からみて侵襲の少ないものから，すなわち0.5～1L／分の鼻カヌラで開始し，必要に応じてベンチュリーマスクへstep upします．しかし，このケースでは$PaCO_2$ 70mmHgと高度の増加があるうえに，すでにCO_2ナルコーシスを疑う意識障害や羽ばたき振戦を認めているので，肺胞換気量の低下を補助する目的で，はじめからNPPVを検討します．

□ **NPPVの適応の確認**：以上からⅡ型呼吸不全と呼吸性アシドーシスが進行する場合，NPPVが行われます．**表1**に急性増悪時の導入基準を示します．**表2**にはNPPVを避けたほうがよい場合を示します．

> **表1 急性期 NPPV の導入基準**
> 1. 高度の呼吸困難を認める
> 2. 薬物療法に反応不良である
> 3. 呼吸補助筋の著しい活動性,奇異呼吸を認める
> 4. 呼吸性アシドーシス (pH < 7.35),高二酸化炭素血症 (P_aCO_2 > 45mmHg)
> 5. 胸部レントゲンで自然気胸を除外していること

> **表2 急性期 NPPV を避けるべき基準**
> 1. 呼吸停止
> 2. 心血管不安定 (低血圧,不整脈,心筋梗塞)
> 3. 傾眠,精神障害,非協力的
> 4. 誤嚥の危険性が高い,粘性または大量の分泌物
> 5. 最近の顔面または胃食道の手術
> 6. 頭蓋骨,顔面の外傷,固定的な咽喉頭の異常
> 7. 極度の肥満

以上から NPPV 開始基準を満たします.

☐ NPPV 開始にあたっての注意点:この際,患者,家族にインフォームドコンセントを行い同意を得ました.なお,万が一の時も気管挿管・人工呼吸管理はせず,NPPV を最高限度としての治療法とすることとなりました.

④ **原因の治療**:COPD 増悪に対する治療(ABC つまり,Antibiotics(抗菌薬),Bronchodilator(気管支拡張薬の吸入),Corticosteroid(副腎皮質ステロイドの全身投与)))を進めました.

STEP 3:初期設定はこうする

設定はどうするか? より詳しい設定を理解する.
① **導入手技**:NPPV は患者の自発呼吸が前提なので鎮静は行わない.
② **マスク**:確実に陽圧補助換気ができるように,フェイスマスクを用いる.
③ **機器**:入院患者なので据え置き型 V60 を選択.
④ S/T モードで開始.
⑤ **設定条件**:

　　IPAP:8cmH$_2$O

　　EPAP:4cmH$_2$O

　　呼吸数:16 回/分

　　酸素:吸入酸素濃度 F_IO_2 0.3 で開始

⑥ **その他の設定について**
・ライズタイム:吸気開始から IPAP に達するのに要する時間:0.1 秒
（COPD や ARDS ではやや短めの 0.05～0.1 秒,拘束性疾患ではやや長めの 0.1～0.2 秒）
・吸気呼気トリガー:既定値

・アラーム設定：既定値

STEP 4：実際の手技はこうする

① マスクフィッティング：
- NPPVの成否はこのマスクフィッティングにかかっています．急性期は頭位側を30度程度挙上した状態で，マスクのフィッテングを行います．
- マスクをつけるときに，最初からバンドで固定せずに，手でマスクを押さえて違和感がないかを確認しながら装着すると成功しやすいです．
- まずNPPVマスクのサイズ選択をします．フェイスマスクを顔に柔らかく当て，漏れる箇所がないか確認します．開口しても唇がはみ出ないか，眼にあたっていないか注意します．
- 左右上下のバランスに注意して，安定したらバンドで固定しますが，リークを減らすためにきつく締め付ける必要はありません．

- □ フィッティングの基本手順：
  1) ストラップは下部から固定して次に上部を固定します．ストラップと顔の間に指1本くらい余裕があるくらいにします．
  2) 左右対称かどうかチェックします．
  3) ベルトは上下平行にし，左右一緒に調節します．
  4) 緩めの状態から始めて，徐々に指1〜2本が入る程度まで締めます．この間，モニターでリークを確認する（30〜40L/分が適切）．
  5) 額アーム（サポートアーム）で微調整する．
  6) 眼の方向にリークがないことを確認する（角膜乾燥，結膜充血のおそれがある）．
- □ NPPV導入時は設定圧を低めにして極力不快感を減らし，患者の感想を聞きながら徐々に目標圧にすると，うまくゆくことが多いです．

STEP 5：次の30分はこうする

SpO_2（PaO_2），$PaCO_2$はどうか？ 合併症にどう対処するか？
① **NPPVの有効性の判定は？**：NPPV使用後から患者の呼吸数が12回前後となり呼吸困難が軽減したといいました．SpO_2も92％へ上昇し，意識もだんだんはっきりしてきました．

STEP 6：はじめの12時間での目標

① NPPVを付ける前の検査結果と比較して，$PaCO_2$が低下しアシドーシスが改善しました．
② HRもRRもそれぞれ80回/分，14回/分とともに減少しました．意識状態も良く

症例 14 ● NPPV の合併症とその対策を理解する

なってきました．
③ さらに全身状態も改善し，「とても楽になりました」．食事は鼻カヌラ 1 L / 分で経口摂取も開始しました．
④ しかし，24 時間経過したころから，マスク設置部の痛みと軽度の発赤が観察された．

□ マスクのスキントラブルの対策：
1) マスクをきつく締めすぎないこと：リークをゼロにする必要はありません．マスクを持ち上げたときに少し浮く感じに固定する．
2) マスクの固定は左右対称に：固定は，患者に取り付ける前に一番緩い場所で止め，きつくならないように左右同時にマスクをフィットさせる．
3) 保護剤の使用：デュオアクティブ ET・CGF や入れ歯安定剤（タフグリップ）の使用．

STEP 7：3 日後の評価

① スキンケアにより NPPV を継続でき，かつ日中と食事時は鼻マスク 1 L / 分で維持できた．
② 第 5 病日には NPPV から離脱できた．

Q&A　NPPV におけるインフォームドコンセント

■ 以下の点をわかりやすく，かつ要領よく説明しましょう．
・マスクをして呼吸を機械に補助してもらう呼吸法です．
・意識もある状態なので，会話もテレビも見ることもできます．
・マスクを見せながら，「お面みたいなものをつけるだけです」「苦しければ外すことができます」と説明し，マスクから吹き出ている風に手を当てて感じてもらいます．
・一方で，マスク装着による不快感の可能性があります．
・したがって，患者さんの協力がとても大切なこと．
・もう一つだいじなのは，今回開始する NPPV を最終的な呼吸管理法とするのか，それとも NPPV でうまくゆかない場合は気管挿管をして人工呼吸に移行するか，を決めることです．この決定のためには，人工呼吸器から離脱できる可能性を検討する必要があります．一般的には，原疾患，その重症度，予後，年齢，QOL，ご本人の人生観などから総合的に決定されますが，最終的には患者の自己決定権が尊重されます．

NPPVの合併症と対策

1. スキントラブル

最も問題になる合併症です．図の点線部，とくに ▅ 部はリークおよびスキントラブルの好発部位です．

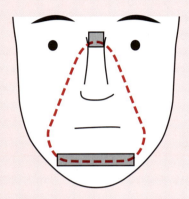

マスク圧迫部の発赤や潰瘍形成の予防のために，皮膚保護材を使用しましょう．また定期的にマスクを外し除圧します．発赤がないか経時的に観察します．

2. そのほかの合併症

眼の乾燥（上部にリークがあるとき），口腔・鼻腔の乾燥（高流量換気のため），腹部膨満感（高圧換気のため），などが主なもので，それぞれマスクの調整，加温加湿，設定圧をさげる，などで対処します．また，閉塞感や閉所恐怖感を訴える方もいます．NPPVの意義を繰り返し説明すること，「上手に呼吸ができていますよ」「脈拍や血圧がよくなってきましたよ」「もう少し状態が安定するまで頑張りましょうね」などの声かけをして，患者の努力をほめて持続をすすめます．それでも難しい場合は家族からの説明も有効です．さらに，せん妄や不穏で装着が困難な場合は，デクスメデトミジン（プレセデックス®）などの鎮静薬を使用する場合もあります．この際は呼吸循環系の安定に注意し，可能な限り早期に鎮静薬のオフに努めます．

誤嚥性肺炎，気胸などの重篤な合併症はまれです．

 ## ココがポイント！

- NPPV施行中の主な合併症はスキントラブルであり，その予防のためにはマスクフィッティングとスキンケアが大切．

この症例から学んだこと

- NPPV施行中のスキントラブルの予防と対策を学んだ．

症例 15

呼吸管理困難例でのAVAPSの使い方を知る

経過中の呼吸管理が困難な59歳男性からAVAPSの使い方を学ぼう

- 59歳の男性．中等症のCOPDで外来通院していた．チオトロピウムの吸入により定期通院していた．息切れは修正MRCで2程度の息切れでSpO_2 96％であった．これまでにCOPDの増悪歴はない．

- 3日前から咽頭痛，鼻水，37.8℃の発熱とともに，膿性喀痰と呼吸困難の増悪を認め本日救急受診した．

- 来院時，JCS1-2程度意識レベルの低下を認め，呼気延長と両側肺野にwheezeを認め，SpO_2 70％と低下．鼻カヌラ2L/分使用下でpH7.25，$PaCO_2$ 72.5mmHg，PaO_2 50.0mmHg，HCO_3^- 30.2mEq/Lであった．

☑CHECK POINT

STEP1：病態をとらえる
- ☐ 低酸素血症はあるか？
- ☐ その病態は？
- ☐ 低酸素血症の程度は？
- ☐ 全身状態はどうか？
- ☐ 自発呼吸の状況と鎮静化の必要性はあるか？

STEP2：思考回路
- ☐ COPD急性増悪の診断からNPPVの使用を考える

STEP3：初期設定はこうする
- ☐ 設定はどうするか？

STEP4：次の30分はこうする
- ☐ SpO_2（PaO_2），$PaCO_2$はどうか？
- ☐ アラームにどう対処するか？

STEP5：次の2時間はこうする
- ☐ モニタリングを評価しAVAPSを検討する

STEP6：はじめの12時間での状態
- ☐ AVAPSの評価を行い次のステップを検討する

第2章●装着中の管理・対処法

STEP 1：病態をとらえる

① **低酸素血症はあるか？**：鼻カヌラ 2 L/分使用下で pH 7.24，$PaCO_2$ 72.5 mmHg，PaO_2 50.0 mmHg，HCO_3^- 30.2 mEq/L で低酸素血症は明らか．

② **その病態は？**：pH をみると pH 7.25 でアシドーシスがあります．次に，$PaCO_2$ 72.5 mmHg と上昇しているので呼吸性アシドーシスがあることがわかります．慢性的な CO_2 の増加には，腎性代償作用が働き［HCO_3^-］が増加して pH を維持するように補正されます．この症例では［HCO_3^-］が増加しているのである程度持続性の，つまり慢性呼吸不全と判断できますが，pH 7.24 と代償が不完全なので，急性呼吸不全の要素があると判断します．つまり，慢性呼吸不全の急性増悪と判断します．

③ **低酸素血症の程度は？**：COPD の増悪による慢性呼吸不全の急性増悪．

④ **全身状態はどうか？**：BP 124/88，HR 120/分，RR 24/分，体温 37.5℃ です．聴診では，全肺野で wheeze と呼気の延長がありました．そして重要なのは意識状態ですね．JCS1-2 程度意識レベルの低下を認めており，CO_2 ナルコーシスの可能性があります．

⑤ **自発呼吸の状況と鎮静化の必要性**：呼吸は努力性で頻呼吸（＞20回/分）です．O_2 2 L/分の鼻カヌラ使用下で PaO_2 50.0 mmHg と低下しているので低酸素血症は明らか．

STEP 2：思考回路

① **呼吸不全に対する治療とその原因の治療を分けて考える．**

② **呼吸不全の治療**：COPD の増悪による II 型慢性呼吸不全の急性増悪：低酸素状態からの脱却と CO_2 ナルコーシスの防止．

③ **呼吸療法の優先順位**：患者からみて侵襲の少ないものから，必要に応じて step up 具体的には：
すでに，鼻カヌラで 2 L/分酸素投与下で，動脈血ガス分析：PaO_2 ＜ 60 mmHg かつ $PaCO_2$ の増加が著明なため，ベンチュリーマスク（高流量マスク）での酸素投与で様子を見るのは危険，ゆえに時を移さず NPPV の適応と思われます．

④ **COPD 急性増悪の診断から NPPV の使用を考える．**

 □ NPPV を開始するタイミング：以上の酸素療法でも改善がなく，あるいは呼吸性アシドーシスが進行する場合，NPPV が行われます．表1に急性増悪時の導入基準を示します．表2には NPPV を避けたほうがよい場合を示します．

> **表1 急性期NPPVの導入基準**
> 1. 高度の呼吸困難を認める
> 2. 薬物療法に反応不良である
> 3. 呼吸補助筋の著しい活動性，奇異呼吸を認める
> 4. 呼吸性アシドーシス（pH＜7.35），高二酸化炭素血症（P_aCO_2＞45mmHg）
> 5. 胸部レントゲンで自然気胸を除外していること

> **表2 急性期NPPVを避けるべき基準**
> 1. 呼吸停止
> 2. 心血管不安定（低血圧，不整脈，心筋梗塞）
> 3. 傾眠，精神障害，非協力的
> 4. 誤嚥の危険性が高い，粘性または大量の分泌物
> 5. 最近の顔面または胃食道の手術
> 6. 頭蓋骨，顔面の外傷，固定的な咽喉頭の異常
> 7. 極度の肥満

以上からNPPVの導入適応ありと考えました．

□ NPPV開始にあたっての注意点：この際，患者，家族に十分なインフォームドコンセントを行う必要がある．NPPVは気管挿管して人工呼吸管理を行う前の治療として選択する場合と，気管挿管を希望しない患者の最高限度としての治療法の2つの場合があり，この点を明確にしておく必要があります．この方は救命を最優先に，必要なら気管挿管下人工呼吸管理を行うこととなりました．

⑤ **原因の治療**：COPD増悪に対する薬物治療．

STEP 3：初期設定はこうする

設定はどうするか？

① **導入手技**：NPPVは患者の自発呼吸が前提なので鎮静は行わない．
② **マスク**：確実に陽圧補助換気ができるように，フェイスマスクを用いる．
③ **機器**：入院患者なので据え置き型V60を選択．
④ **S/Tモードで開始**
⑤ **設定条件**：
　IPAP：8cmH$_2$O
　EPAP：4cmH$_2$O
　呼吸数：16回/分
　吸気時間：1秒
　酸素：吸入酸素濃度F_{IO_2} 0.4で開始

□ COPD増悪時の初期設定のコツ：より細部にこだわる！
・モード：S/Tモードで開始．自発換気がある程度保たれているが意識障害があるかその危険がある場合，よく用いられるモードです．換気補助のおかげで分時換気量が担保されます．

- EPAP：人工呼吸のPEEPに相当します．COPDでは気道閉塞により呼気に時間がかかり，十分に気道内圧がゼロに近づく前に吸気に移行してしまい，しばしば呼気終末圧が陽圧になってしまいます．これをauto PEEPといいます．その値は多くは2〜4cmH$_2$Oとされているので，それに打ち勝つために4cmH$_2$Oで開始することが一般的です．
- IPAP：人工呼吸の圧規定換気での最大吸気気道内圧に相当し，IPAP－EPAPはPS（pressure support）圧に相当します．ですから，これを高く設定すると換気量が増えますが，高すぎると圧損傷の危険や気道内圧が高くなります．通常，初期設定では8cmH$_2$Oとすることが多いです．
- 呼吸数：NPPVのS／Tモードの呼吸回数は，最低呼吸回数を指定するものなので，本人の呼吸回数より－2〜4回程度がいいと思います．COPDではなるべく呼気時間を長く確保したいので，「呼吸はゆっくりと」が合言葉ですね．したがって20回／分未満にします．このケースでは16回／分に設定しました．
- 吸気時間：通常初期設定どおり1秒に設定します．これはとどのつまり吸気／呼気時間です．これをI：E比ともいいます．健常者の吸気／呼気時間はおおよそ1：2なのに対して，COPD患者ではとくに呼気時に気道閉塞が強いために，自発呼吸は1：3〜4にもなります．しかし，このI：E比そのものを設定することはできません．さて，たとえばS／Tモードで呼吸回数16回／分，吸気時間を1秒に設定すると，バックアップとして16回／分の換気が保障されますので，1回の換気時間は60÷16＝3.75秒です．1回の換気の吸気時間1秒ですから，呼気時間は3.75－1＝2.75秒になり，吸気：呼気＝1：2.75です．しかし，患者の呼吸数が設定換気回数以上の場合には，設定した吸気時間にはなりません．
- 酸素濃度F$_{IO_2}$の設定：COPDの場合は低酸素血症は肺胞レベルのガス交換障害もさることながら肺胞低換気のほうが重要な原因なので，換気補助が成功すれば問題が解決することが多いのです．したがってF$_{IO_2}$はほとんどの場合0.4で十分です．

⑥ その他の設定について
- ライズタイム：吸気開始からIPAPに達するのに要する時間：通常0.1秒（COPDやARDSではやや短めの0.05〜0.1秒，拘束性疾患ではやや長めの0.1〜0.2秒）
- 吸気呼気トリガー：初期値
- アラーム設定：既定値

STEP 4：次の30分はこうする

① S$_p$O$_2$（P$_a$O$_2$），P$_a$CO$_2$はどうか？：呼吸数がやや24回と増加して浅くなり，苦悶様，S$_p$O$_2$ 85％前後でした．ジェスチャーで吸気時に違和感が強いことを知らせてくれました．やや奇異呼吸ぎみです．浅くて速い呼吸は呼吸筋の疲労も疑われました．

② 動脈血液ガスでもF$_{IO_2}$ 0.4でpH7.29，P$_a$CO$_2$ 68.5mmHg，P$_a$O$_2$ 50.0mmHg，HCO$_3^-$ 32.2mEq／LとP$_a$CO$_2$の低下がかんばしくありません．

③ 呼気終末の気道閉塞を抑制するためにEPAPをあげ，肺胞換気量をあげるためにIPAP－EPAPを，つまりIPAPをあげます．またP$_a$O$_2$をあげるためにF$_{IO_2}$をあげます．

● 行ったこと ●
- EPAP：6cmH$_2$O にあげた
- IPAP：2cmH$_2$O ずつ段階的に 16cmH$_2$O まであげた
- F$_{IO_2}$：0.6（60％）まであげた
- さらに Ramp 機能をオンにしました：これを 20 分オンにすると，吸気時の違和感を和らげることができます（Q&A 参照）．

STEP 5：次の 2 時間はこうする

上記の処置にもかかわらず動脈血液ガスで pH7.25，P$_a$CO$_2$ 70.5mmHg，P$_a$O$_2$ 80.0mmHg，HCO$_3^-$ 32.0mEq／L，と P$_a$CO$_2$ の低下がかんばしくありません．

① **アラームにどう対処するか？**：しばしば気道内圧上限アラーム HiP が鳴りました．観察すると咳が激しく，また気道分泌が多く気道吸引を頻回に行いました．IPAP は 20cmH$_2$O となっており，一方気道内圧上限（上限アラーム HiP）：40cmH$_2$O ですので，設定条件は問題ありません．

② **モニターを注目！**：そこでモニターをよく見てみると……（図 1）．患者データの上段，左から呼吸回数，1 回換気量，分時換気量ですから，200mL × 24 ＝ 4.8L／分とほぼなっているはずですね．1 回換気量が少なくて，分時換気量も低く，したがって P$_a$CO$_2$ が低下しないわけですね．リークは 29L／分なのでマスクのずれではありません．

● 行った対策 ●
1) 気道分泌への対策：気道吸引を指示し，ステロイドの全身投与，抗菌薬，気管支拡張薬を続行しました．
2) 喀痰を伴う咳ですから，原則鎮咳薬や鎮静薬は使うべきでありません．
3) これまでなら，分時換気量をあげるためには，さらに IPAP をあげることになりますが，現在気道内圧上限アラームが鳴る事態ですので，これ以上はあげにくい．
4) そこで AVAPS を開始しました．

③ **AVAPS 設定の実際**：（図 2）
1) アクティブモードを AVAPS にする．
2) 目標とする分時換気量を 6L／分とすると，まず目標の 1 回換気量（target volume, V$_T$）を 500mL とし，換気回数を 12 回にセット
3) 下段：EPAP 5cmH$_2$O，最小 IPAP（Min P）15cmH$_2$O，最大 IPAP（Max P）25cmH$_2$O に設定．F$_{IO_2}$（O$_2$）60％のまま．

第2章 ●装着中の管理・対処法

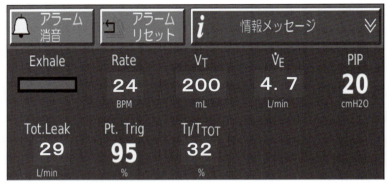

図1　患者のデータ（上段）

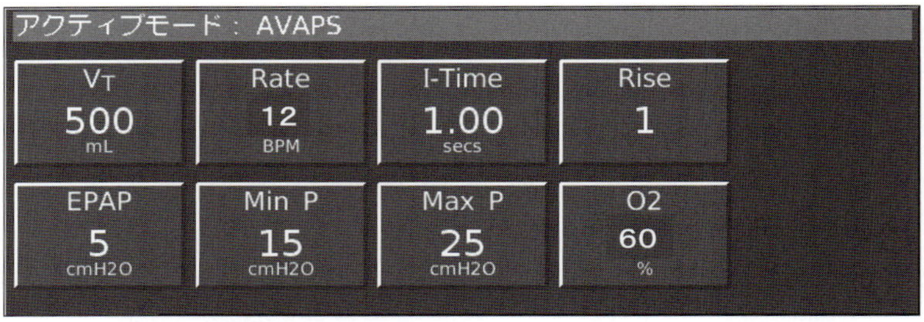

図2　AVPAS の設定法（下段部分）
V_T（target volume）目標1回換気量を500 mL，換気回数 Rate 12回/分，吸気時間 I-Time 1秒（既定），EPAP 5 cmH$_2$O，最小 IPAP（Min P）15 cmH$_2$O と最大 IPAP（Max P）25 cmH$_2$O を設定

STEP 6：はじめの12時間での状態

AVAPSにしてから患者のフィット感がよくなり，せき込むことも減りました．その結果患者も休息ができ，動脈血液ガスでpH 7.39，PaCO$_2$ 54.5 mmHg，PaO$_2$ 140.0 mmHg，HCO$_3^-$ 32.0 mEq/L と PaCO$_2$ が低下し，肺胞換気量が増えたことがわかります．そして呼吸性アシドーシスが正常範囲に回復しました．PaO$_2$ ＞ 100 mmHg となったので F$_{IO_2}$ は 60 → 40 → 30％へ低下させた．

その後：2日後にはS/Tモードに戻し，
　IPAP：8 cmH$_2$O
　EPAP：4 cmH$_2$O
　呼吸数：12回/分
　吸気時間：1秒
　酸素：吸入酸素濃度 F$_{IO_2}$ 0.3（30％）

でPaCO$_2$ 50 mmHg，PaO$_2$ 89 mmHg，pH 7.38 となった．
その翌日には昼間は鼻カヌラ2L/分で自発呼吸となり，1週間後には1日中上記条件で退院できた．

AVAPS の使い方

　AVAPS は average volume assured pressure support の略（平均換気量保持機能）です．まず1回換気量を設定し，設定した IPAP の範囲でその換気量を維持するように調整してくれるモードです．

　具体的には目標1回換気量（target tidal volume, TTV）を設定し，TTV を維持するために，設定された最小値（IPAP Min）と最大値（IPAP Max）の範囲で IPAP を自動的に変化させます．目標1回換気量（TTV）は 8 mL/kg を目安に患者の臨床評価に伴い調整します．V60 では TTV は 200〜1,500 mL が可能です．

　メーカーによって名前が異なりますが，AVAPS，iVAPS，TgV，AVAPS-AE などの呼び名があります．このモードが S/T モードに比べ本当に勝っているかは明らかではありませんが，一部の症例では有効である可能性があります．このモードを適用した場合には，疾患の進行にもある程度対応してくれる可能性があります．図3 にあるように先行する1分間の平均1回換気量が設定より少ないとゆるやかに IPAP をあげていき，反対に多いとゆるやかに IPAP をさげていきます．

先行する1分間の平均1回換気量が設定より少ないとゆるやかに IPAP をあげてゆく

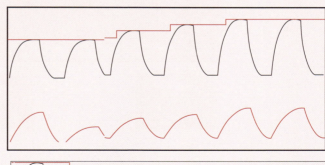

先行する1分間の平均1回換気量が設定より多いとゆるやかに IPAP をさげてゆく

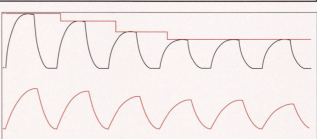

図3　AVAPS の実際

　最近従来の S/T モードと比較して AVAPS の併用により，CO_2 ナルコーシスになった COPD の意識の回復や $PaCO_2$ の低下が早まったという報告があります（Briones Claudett KH et al. BMC Pulm Med 13：12, 2013）．ただし，NPPV の実施期間には差がなかったということです．

第2章●装着中の管理・対処法

Q&A　Ramp 機能とは？

- ramp とは高さの異なる2つの道路・建物の階などをつなぐ斜道．そう，高速道路から一般道路への出口車線をよくランプといいますね，あれです．V60 では下図のような設定画面の上段右にあります．これをオンにすると，設定時間中は低い送気圧へ自動的に切替えます．設定時間が経過した後は元の設定へ戻りますが，設定された吸気圧まで徐々に上げていく機能です．ちょうど坂道を上がってゆくようで絵の通りです．NPPV の違和感や不快感を減らす効果があります．なお作動途中で中止も可能です．NPPV の圧力に圧迫感を感じる患者さんに適しています．

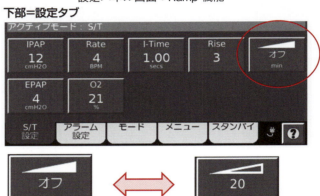

設定パネル画面：Ramp 機能

 ココがポイント！
- NPPV 施行中に，マスクのフィッティングやリークには問題ないのに不快感を訴えるときはランプ機能をオンにしてみる．
- AVAPS モードは S/T モードで必要な分時換気量が得られないときに試みるとよい．

この症例から学んだこと

● NPPV 施行中のランプ機能と AVAPS モードを学んだ．

症例 16 免疫不全に伴う呼吸不全にNPPVを使う

66歳男性の例から免疫不全に伴う呼吸困難へのNPPVの使い方を学ぼう

- 66歳男性．悪性リンパ腫の治療のため血液内科に入院中．
- 多剤抗がん剤治療中に発熱．肺炎によるI型呼吸不全で，酸素マスクで酸素投与を行っていたが，1日の経過で呼吸不全の進行がありコンサルテーションがあった．意識は清明，血圧122/68，脈拍108回/分，体温39.2℃，呼吸数30回/分，SpO_2 90%（10L O_2マスク）である．動脈血液ガスは，pH 7.42，PaO_2 60 mmHg，$PaCO_2$ 32 mmHg．喀痰はほとんどなく，呼吸困難が強い．

☑CHECK POINT

STEP 1：病態をとらえる
- ☐ 低酸素血症はあるか？
- ☐ その病態は？
- ☐ 全身状態はどうか？
- ☐ 自発呼吸の状況と鎮静化の必要性はあるか？

STEP 2：思考回路
- ☐ 免疫低下状態の診断からNPPVの使用を考える

STEP 3：初期設定はこうする
- ☐ 設定はどうするか？

STEP 4：次の30分はこうする
- ☐ SpO_2（PaO_2），$PaCO_2$はどうか？

STEP 5：次の2時間はこうする
- ☐ SpO_2（PaO_2），$PaCO_2$はどうか？

STEP 6：はじめの12時間はこうする
- ☐ 設定の変更は？

STEP 7：3日後の状態
- ☐ NHFへの移行？

STEP 1：病態をとらえる

① **低酸素血症はあるか？**：10L O_2 マスク下で動脈血液ガスは，pH 7.42，PaO_2 60 mmHg，$PaCO_2$ 32 mmHg，SpO_2 90％で低酸素血症は明らか．$PaCO_2 < 45$ mmHg でありⅠ型呼吸不全．すなわち，肺胞レベルのガス交換障害ですね．

② **その病態は？**：血液疾患の抗癌治療中であり免疫力低下状態の重症肺炎による急性呼吸不全と判断します．原疾患のコントロール状況：治療による反応性はよい．前回と同じレジメの抗がん剤治療中であり，反応は良好であると考えられている．基礎疾患であるリンパ腫による細胞性免疫不全に加えて抗がん剤治療による好中球減少症を認めている．白血球数が 1,100／μL，好中球数 420／μL とのことでした．また，肝機能・腎機能の異常は認めていない．

③ **全身状態はどうか？**：バイタルサインは意識清明，血圧 122／68，脈拍 108 回／分，体温 39.2℃，呼吸数 30 回／分，です．聴診では，みぎ肺野で coarse crackles がありました．

④ **自発呼吸の状況と鎮静化の必要性**：呼吸は努力性で頻呼吸（＞20 回／分）です．

STEP 2：思考回路

① 呼吸不全に対する治療とその原因の治療を分けて考える．
② 呼吸不全の治療：重症肺炎によるⅠ型急性呼吸不全：低酸素状態からの脱却．
③ 呼吸療法の優先順位：患者からみて侵襲の少ないものから，必要に応じて step up．

□ 具体的には：すでに，10L O_2 マスクで，動脈血ガス分析：$PaO_2 \sim 60$ mmHg と著明な低酸素血症のため，NHF か NPPV の適応と思われます．それでも改善がなければ挿管下人工呼吸が必要です．このケースでは，ご本人ご家族と話し合い，すべてを選択可能としました．

④ 免疫力低下状態の重症肺炎による急性呼吸不全との診断から NPPV の使用を考える．

□ NPPV を開始するタイミング：以上の酸素療法でも改善がなく，あるいは呼吸性アシドーシスが進行する場合，NPPV が行われます．表1に急性増悪時の導入基準を示します．表2には NPPV を避けたほうがよい場合を示します．

表1　急性期 NPPV の導入基準
1. 高度の呼吸困難を認める
2. 薬物療法に反応不良である
3. 呼吸補助筋の著しい活動性，奇異呼吸を認める
4. 呼吸性アシドーシス（pH＜7.35），高二酸化炭素血症（$PaCO_2 > 45$ mmHg）
5. 胸部レントゲンで自然気胸を除外していること

> **表 2　急性期 NPPV を避けるべき基準**
> 1. 呼吸停止
> 2. 心血管不安定（低血圧，不整脈，心筋梗塞）
> 3. 傾眠，精神障害，非協力的
> 4. 誤嚥の危険性が高い，粘性または大量の分泌物
> 5. 最近の顔面または胃食道の手術
> 6. 頭蓋骨，顔面の外傷，固定的な咽喉頭の異常
> 7. 極度の肥満

　以上から NPPV の導入適応ありと考えました．
　□ 免疫力低下状態では NPPV は挿管下人工呼吸に比べ予後が良いと期待され，適応です．
　□ NPPV 開始にあたっての注意点：この際，患者，家族に十分なインフォームドコンセントを行う必要があります．NPPV は気管挿管して人工呼吸管理を行う前の治療として選択する場合と，気管挿管を希望しない患者の最高限度としての治療法の 2 つの場合があり，この点を明確にしておく必要があります．この方はすべての呼吸管理を可能とすることとなりました．

⑤ **原因の治療**：重症肺炎に対する抗菌薬治療．

STEP 3：初期設定はこうする

設定はどうするか？
① **導入手技**：NPPV は患者の自発呼吸が前提なので鎮静は行わない．
② **マスク**：確実に陽圧補助換気ができるように，フェイスマスクを用いる．
③ **機器**：入院患者なので据え置き型 V60 を選択．
④ **S / T モードで開始**．
⑤ **設定条件**：
　IPAP：12 cmH$_2$O
　EPAP：6 cmH$_2$O
　呼吸数：20 回／分
　吸気時間：1 秒
　酸素：吸入酸素濃度 F$_{IO_2}$ 1.0 で開始

STEP 4：次の 30 分はこうする

① **SpO$_2$（PaO$_2$），PaCO$_2$ はどうか？**：呼吸数が 20 回／分と低下，SpO$_2$ 94％前後でした．自覚的にも「楽になりました」とのこと．
② 動脈血液ガスでも F$_{IO_2}$ 1.0 で pH7.40，PaCO$_2$ 34.5 mmHg，PaO$_2$ 90.0 mmHg，HCO$_3^-$ 24.2 mEq／L と PaO$_2$ の改善あり．

● **行った対策** ●
　現状で続行．

EPAP：6cmH$_2$O
　　IPAP：12cmH$_2$O
　　F$_{IO_2}$：1.0

STEP 5：次の2時間はこうする

・動脈血液ガスで pH7.45，PaCO$_2$ 40.5mmHg，PaO$_2$ 110.0mmHg，HCO$_3^-$ 26.0mEq／L と改善．呼吸数も 16 回／分と低下．
●行った対策●
　このまま続行．

STEP 6：はじめの12時間はこうする

・その後：
　EPAP：4cmH$_2$O
　IPAP：12cmH$_2$O
　呼吸数：12回／分
　吸気時間：1秒
　酸素：吸入酸素濃度 F$_{IO_2}$ 0.8
で PaCO$_2$ 40mmHg，PaO$_2$ 90mmHg，pH 7.38 となった．

STEP 7：3日後の状態

・その後：病状の改善に伴い
　EPAP：4cmH$_2$O
　IPAP：8cmH$_2$O
　呼吸数：12回／分
　吸気時間：1秒
　酸素：吸入酸素濃度 F$_{IO_2}$ 0.6
で PaCO$_2$ 40mmHg，PaO$_2$ 100mmHg，pH 7.42 となった．自覚症状も改善，食欲もあり食事には NHF F$_{IO_2}$ 0.6，流量 30L／分を行った．

・その翌日には終日 NHF F$_{IO_2}$ 0.6，流量 30L／分で動脈血液ガスで pH7.45，PaCO$_2$ 41.5mmHg，PaO$_2$ 80.0mmHg，HCO$_3^-$ 24.0mEq／L と安定した．

免疫力低下でのNPPV

　免疫不全の患者の呼吸不全には，挿管下人工呼吸管理よりもNPPVが優れているとされています．(Hilbert G, et al. N Engl J Med 344：481-487, 2001, Depuydt PO, et al. Chest 126：1299-1306, 2004)

　もちろんNPPVの長所である会話ができ，経口摂取も行いやすいなどはあります．なんといっても大きな利点は挿管下人工呼吸を回避することで，VAPなどの感染症を減らすことです．(Razlaf P, et al. Respir Med 106：1509-1516, 2012)　すべての免疫不全で有効かは明らかではありません．しかし，明らかな禁忌がなく，血行動態が落ち着いていたら使用する価値はあると思います．

　実は，最近の大規模比較試験では早期のNPPV導入群は28病日での死亡率は従来の酸素療法群と差はありませんでした．(Lemiale V, et al. JAMA 314：1711-1719, 2015)

　ただし，NPPVで改善をみとめなかった症例は予後不良となりますので注意が必要です．

　NPPVの導入失敗になりやすいのは？：透析や昇圧剤が必要な場合やNPPV導入後でも呼吸数が低下しない場合にはNPPVが失敗する確率が高いとされます．また，PaO_2/FiO_2 100以下の極端な呼吸不全が認められる場合には，NPPV導入がうまくいかないことが多いようです．(Adda M, et al. Crit Care Med 36：2766-2772, 2008)

　そのほかの注意点：創傷治癒力も低下していることも多いのでマスクの皮膚障害に気を付けます．また，意識状態が良いので飲水や軽度の経口摂取も行うようにします．その際には，従来は鼻カヌラでの低流量酸素療法でしたが，換気量によりFiO_2が不安定になる欠点がありました．したがって可能ならネーザルフローへの変更も有効と思います．

Q&A NPPV中の感染防止のケア

- NPPVの最大の利点はVAPが事実上起こりがたいということです．
- ただし，標準的感染防止策の順守，加温加湿には注意します．回路点検は毎日行いますが，回路の交換は破損や汚染時に行えばよいとされます．
- NPPVの回路の特徴として呼気が室内に排気されます．当然，結核などの空気感染には注意するべきです．SARS流行時のケアにおいてNPPV施行中の医療従事者への感染は有意な増加はありませんでしたがリスク比（RR）は2.33でした（95% CI, 0.25 to 21.76；p = 0.5）（Fowler RA, et al. Am J Respir Crit Care Med 169：1198-1202, 2004）．

ココがポイント！
- 免疫不全患者の呼吸不全ではNPPVを考慮する．

この症例から学んだこと
- 免疫不全でのNPPVの注意点を学んだ．

症例 17 免疫低下状態でのNHFの使い方を理解する

70歳男性の例から免疫低下状態の呼吸困難へのNHFの使い方を学ぼう

- 70歳男性．肺癌の治療のため入院中．好中球 145/μL のときに発熱．肺炎による I 型呼吸不全で，酸素マスクで酸素投与を行っていたが，第3病日呼吸不全の進行がありコンサルテーションがあった．

- 意識は清明，血圧 100/68，脈拍 112回/分，体温 39.0℃，呼吸数 28回/分，SpO_2 80%（10L O_2 マスク）である．動脈血液ガスは，pH 7.40，PaO_2 50 mmHg，$PaCO_2$ 32 mmHg．喀痰はほとんどなく，呼吸困難が強い．

☑ CHECK POINT

STEP 1：病態をとらえる
- □ その病態は？
- □ 低酸素血症の程度は？
- □ 全身状態はどうか？
- □ 自発呼吸の状況と鎮静化の必要性

STEP 2：思考回路
- □ 免疫力低下患者の診断からまず NHF を選択

STEP 3：次の30分はこうする
- □ 何をモニターするか

STEP 4：次の2時間はこうする
- □ 臨床経過をとらえる

STEP 5：次の24時間はこうする
- □ SpO_2（PaO_2），$PaCO_2$ をモニター
- □ FIO_2<0.6 にできるか？

STEP 6：第3日後
- □ 回復にともない呼吸療法をステップダウンできるか？

STEP 1：病態をとらえる

① 低酸素血症（I型呼吸不全）：その原因は，肺胞レベルのガス交換障害．
② 肺胞レベルのガス交換障害：その原因は，重症肺炎．
③ 低酸素血症の程度：高濃度酸素吸入が必要．

STEP 2：思考回路

① **酸素療法・呼吸療法の選択**：前回までに述べたように酸素療法や呼吸療法の選択は，なるべく侵襲性の低い方法から選びます．すなわち，従来なら

鼻カヌラ⇒リザーバー付きマスク⇒ NPPV ⇒挿管下人工呼吸

しかし，NHF のある今日，高濃度酸素吸入を要する重症 I 型急性呼吸不全については，はじめから NHF も選択できます．

●設定はこうする●
　NHF
　・F_{IO_2}：1.0（100 %）
　・流量 30 L / 分：吸気時に外側からの空気の流入がないかチェックしてください．

STEP 3：次の 30 分はこうする

① **何をモニターするか？**：S_pO_2（P_aO_2），P_aCO_2
② **S_pO_2，P_aO_2 をみて条件を修正**：目標：$S_pO_2 > 95$ %を維持する．
③ **30 分後に動脈血ガス分析をする**：
　・データ：P_aO_2 128 mmHg，P_aCO_2 34 mmHg，pH 7.400
　・患者の感想も「楽になった」

> **HINT!**　□ P_aO_2 が低すぎたら（60 mmHg 以下，あるいは $S_pO_2 < 90$ %）：
> 　・NPPV を考慮

●行った対策●
　$P_aO_2 \gg 100$ mmHg だったので，F_{IO_2} 0.8 にさげました．

STEP 4：次の 2 時間はこうする

① **何をモニターするか？**：S_pO_2（P_aO_2），P_aCO_2
② **S_pO_2，P_aO_2 をみて条件を修正**：目標：$S_pO_2 > 95$ %を維持する．
③ **動脈血ガス分析をする**：

- データ：PaO_2 95 mmHg，$PaCO_2$ 40 mmHg，pH 7.400
- 自覚的にもバイタルサインにも変化なし．

④ 準夜帯に入ったため，このままキープ．

STEP 5：次の 24 時間はこうする

① SpO_2，PaO_2 をみて条件を修正：目標：$SpO_2 > 95\%$ を維持する．
② 動脈血ガス分析をする：
- データ：PaO_2 105 mmHg，$PaCO_2$ 37 mmHg，pH 7.400

● 行った対策 ●

　FIO_2：0.6（60％）へさげた
　流量 30 L/分の設定でフォローアップした．

STEP 6：第 3 日後

抗菌薬などの治療が奏効して FIO_2 0.40（40％）まで低下できたので，鼻カヌラ 3 L/分へ変更した．PaO_2 90 mmHg，$PaCO_2$ 40 mmHg と安定し自覚症状もよいため ICU 退出となった．

酸素投与時の粘膜繊毛クリアランス

　従来の鼻カヌラによる酸素投与では，3 L/分以上の酸素投与をすると，鼻腔の違和感を感じ始めます．流量が高いほど，気道粘膜の乾燥が著明になり，粘液繊毛輸送系が低下して，粘膜損傷や気道炎症をもたらし喀痰の増量などを引き起こします．したがって，3 L/分以上の酸素投与に際しては加湿が推奨されます．

　ネーザルハイフローであれば，人工呼吸器としての加湿機能もそなえているので，十分な加温加湿を行いつつ安定して，しかも高流量である 30 L/分以上の酸素供給ができます．その際，粘液繊毛輸送系も従来型の酸素療法と比較して維持されると考えられています．

（Zhang J, et al. J Int Med Res. 2016 Oct 2. pii：0300060516664621. Review.）

免疫力低下患者のベストの呼吸管理法？

- 急性呼吸不全における従来の酸素投与法との比較（Lemiale V, et al. Crit Care Med. 2016 Sep 20.[Epub ahead of print]） フランスとベルギーの29のICUに入院した免疫力低下状態の急性呼吸不全患者を対象にpropensity score分析により，NHFと従来の酸素投与と比較しました．気管挿管率や28日後の生存率は両者で差がありませんでした．
- 急性呼吸不全におけるNPPVとの比較（Coudroy R, et al. Ann Intensive Care 6：45, 2016） ICUに入室した急性呼吸不全を対象に当初からNHFかNPPVを行った予後について8年間にわたる観察研究をしました．その結果，NPPVの使用群は有意に挿管率と28日後の生存率が高いという結果でした．しかし，この研究は遡及的な調査をpropensity score分析という手法で解析したもので，やはり前向きのランダム化試験を行う必要がありそうです．
- 結局，現時点では免疫力低下したⅠ型急性呼吸不全患者に，従来型の酸素投与法，NHF，NPPVの3者のうちどれが優れているかは未確定です．繰り返し述べているように，なるべく侵襲性の低い方法を選ぶという原則のもとで，換気量が保たれ呼吸筋疲労が明らかでないケースでは，QOLのよりよいNHFを，経時的に換気量が減ったり（つまり$PaCO_2$が増加傾向），呼吸筋疲労が疑われる場合は換気補助のためにNPPVを選択することとなるでしょう．

ココがポイント！

- 免疫不全症の呼吸不全では従来型酸素療法，NHF，NPPVから侵襲性の低いものから選ぶ．

この症例から学んだこと

● 免疫不全症でのNHFの設定を学んだ．

第3章

呼吸補助療法から次のステップへ:離脱か挿管か

症例 18　IPPVからNHFへの移行について理解する

77歳男性のARDS例からIPPVからNHFへの移行について学ぼう

- 77歳男性．脳梗塞後後遺症から身体障害あり，介護施設に入所中誤嚥性肺炎から敗血症となり，入院後第3病日から，呼吸困難が悪化．血圧82／50，脈拍112回／分整，呼吸数30回／分で浅く過呼吸，チアノーゼあり，意識レベル JCS-20

- 両側肺野に粗いcrackles聴取，心音は雑音なく不整なし．動脈血ガス分析は PaO_2 44mmHg，$PaCO_2$ 32mmHg，pH 7.44，BE 1.0（マスク8L／分吸入下）．胸部レントゲン像では両側全肺野に浸潤陰影が認められる．

- 体動が激しく苦悶様であり，鎮静薬を使いながら気管挿管下人工呼吸管理IPPVとした．設定は圧規定換気〈従圧式換気，pressure controlled ventilation, PCV〉
  - 気道内圧：26cmH$_2$O
  - 換気回数：15回／分
  - 吸気時間：1秒
  - FIO_2：1.0
  - PEEP：16cmH$_2$O
  - PS：10cmH$_2$O

  で開始した．

- その後は呼吸状態が改善し，第7病日には，PSVモードで，鎮静薬もオフとなり，
  - FIO_2：0.5（50％）
  - 気道内圧：18cmH$_2$O
  - 呼吸回数：12回／分
  - 吸気時間：1秒
  - PEEP：8cmH$_2$O
  - PS：10cmH$_2$O

  で，呼吸回数12回／分程度，動脈血ガス：PaO_2 80mmHg，$PaCO_2$ 45mmHg，pH 7.400，BE ＋2.2
  そこで，離脱を進めようと思う．

☑ CHECK POINT

STEP1：病態をとらえる
- [ ] その病態は？
- [ ] 低酸素血症の程度は？
- [ ] 全身状態はどうか？
- [ ] 自発呼吸の状況と鎮静化の必要性

> **STEP 2：思考回路**
> - [ ] ARDS の診断から PCV ＋ PEEP が有効
> - [ ] そこからの離脱を検討
>
> **STEP 3：離脱はこうする**
> - [ ] PEEP をどうするか？
> - [ ] PS をどうするか？
> - [ ] 自発呼吸をだす工夫？
>
> **STEP 4：次の 30 分はこうする**
> - [ ] PEEP をさげられるか？
>
> **STEP 5：次の 1 時間はこうする**
> - [ ] SBT を試みる

STEP 1：病態をとらえる

① **低酸素血症**：その原因は，肺胞レベルのガス交換障害．

② **肺胞レベルのガス交換障害の原因は**：ARDS．

③ **低酸素血症の程度は**：離脱を進めるのに妥当なレベルか？

- [ ] 絶対的な基準はありませんが，一応は，$F_{IO_2} \leq 0.4$，$PEEP \leq 10 cmH_2O$ で患者が苦悶様でなく，自発呼吸があり，$PaO_2 > 70 mmHg$ または $SpO_2 > 95\%$ あれば，離脱開始時期という基準をあてはめてみると，F_{IO_2} は 0.5 と 0.4 よりまだ高いように思えます．しかし，PCV ですでに自発換気下で，PEEP も $6 cmH_2O$ で動脈血ガスも申し分なく，患者の全身状態もここ 2 日で急速に改善傾向があると判断し，離脱を進めることにしました．
- [ ] ここで，「離脱を開始」といわなかったことに気づかれたでしょうか？ そうです，PCV の場合は，厳密には「いつ離脱を開始」したかが明らかではなく，いわば主治医が「この経過から今日から積極的に離脱をはじめよう」と思った日が開始日ということになります．ですから，あえて「開始」とはいわずに「進める」という表現にしました．

④ **全身状態**：バイタルのモニターと安定．

- [ ] カテコラミンの点滴もオフされている．
- [ ] 栄養状態も血清アルブミン 3.7 g／dL，Hb 13.5 g／dL と良好．
- [ ] 鎮静薬もオフで，かつ苦悶様でなく，努力呼吸でもない．穏やかな状態．

STEP 2：思考回路

① ARDS による急性呼吸不全からの回復期であり，挿管から 7 日
　→ VAP などの合併症を防ぐ意味からもなるべく早期に離脱を完了し，抜管したい．
② PCV ＋ PEEP からの離脱
　→ いくつかの道がある．

□ 離脱への道筋はひとつではありません．詳しくは KEYWORD で述べますが，この症例に限っても，
1) おもに設定の換気回数をさげてゆき，続いて気道内圧と PEEP をさげてゆき，文字通り離脱完了，抜管となる場合，
2) ある程度まで設定気道内圧と PEEP をさげて（一般的には，気道内圧 10 cmH$_2$O 程度，PEEP 5 cmH$_2$O 程度），抜管し，そのままマスク下陽圧補助換気（NPPV）へ移行する場合．このときは，前述した NPPV のモードは S／T モードとして，換気回数も設定すればよいのです．
3) おもに設定の換気回数をさげてゆき，まずは CPAP（つまり自発呼吸下の陽圧換気）にする．そのあとで，抜管し，NPPV に移行する場合．この場合は，モードは換気回数を保障したければ，2) と同じ S／T モード，もう自発換気がしっかりしていれば，S モードで IPAP（吸入気道内圧，つまり PCV の吸気気道内圧に相当）と EPAP（呼気気道内圧，つまり PCV での PEEP に相当）を設定すればいいわけです．

STEP 3：離脱はこうする

① F$_I$O$_2$：0.45（45％）へさげた．
② 気道内圧：16 cmH$_2$O のまま．
③ 呼吸回数：12 回／分のまま．
④ 吸気時間：1 秒のまま．
⑤ PEEP：8 cmH$_2$O のまま．
⑥ PS：10 cmH$_2$O のまま．

STEP 4：次の 30 分はこうする

① 何をモニターするか？：S$_p$O$_2$（P$_a$O$_2$），P$_a$CO$_2$ と最大気道内圧．
② S$_p$O$_2$，P$_a$O$_2$ をみて条件を修正：目標：S$_p$O$_2$ ＞ 95％を維持する．
③ 30 分後に動脈血ガス分析をする：
データ：P$_a$O$_2$ 78 mmHg，P$_a$CO$_2$ 44 mmHg，pH 7.430，BE ＋ 2.1
　・患者の感想もバイタルも著変なし

> □ PaO_2 が低すぎたら（60mmHg 以下，あるいは $SpO_2 < 90$％）
> ・まず試みること：まず FIO_2 を元に戻して，また再チャレンジする．
> ・次に設定気道内圧をあげる：SpO_2 をモニターしながら 2cmH$_2$O ずつあげて最大 16cmH$_2$O まであげてみる
> ・次に PEEP をあげる
> ・それでもダメなら：今は離脱時期ではない

④ $PaCO_2$ をみる：
・高めでよい（60mmHg 以下であれば害はない）のでこのまま．

● 行った対策 ●

順調と判定．次のステップへ．PEEP を 5cmH$_2$O までさげることを目標にした．
・FIO_2：0.45（45％）のまま．
・気道内圧：14cmH$_2$O のまま．
・呼吸回数：12 回／分のまま．
・吸気時間：1 秒のまま．
・PEEP：6cmH$_2$O へさげた．
・PS：8cmH$_2$O

STEP 5：次の 1 時間はこうする

① 何をモニターするか？：SpO_2（PaO_2），$PaCO_2$ と最大気道内圧．
② SpO_2（PaO_2）をみて条件を修正：目標：$SpO_2 > 95$％を維持する．
③ 1 時間後に動脈血ガス分析をする：
・データ：PaO_2 75mmHg，$PaCO_2$ 40mmHg，pH 7.400，BE ＋ 1.6
・自覚的にもバイタルサインにも変化なし．
④ 準夜帯に入ったため，このままキープ．

● 行った対策 ●

翌朝（第 2 日目）から CPAP で SBT（spontaneous breathing trial：自発呼吸試験）を実施．
30 分 SBT（表 1）の結果：離脱可と判定された．

表 1　30 分 SBT による離脱可能か否かの判断
・呼吸数＞ 35 回／分が 5 分以上連続しない
・SpO_2 ＜ 95％が 5 分以上継続しない
・心拍数＞ 120 回／分または 20 回／分以上の変化が 5 分以上継続しない
・血圧＜ 90mmHg または 30mmHg 以上の変化が 5 分以上継続しない
・胸痛または心電図の異常（虚血または不整脈）がない
・明らかな呼吸困難，不穏，発汗がない
上記のすべてを満した場合，離脱可能と判断する．

⑤ 1 時間後に動脈血ガス分析をする：

- データ：PaO_2 88 mmHg, $PaCO_2$ 45 mmHg, pH 7.420, BE + 1.6
- 自覚症状, バイタルサインともに著変なし

⑥ 2時間後：抜管し, FIO_2 0.45 (45%),
流量 30 L／分の設定で NHF としフォローアップした.

⑦ 翌日（第3日目）に行った処置：
FIO_2 0.45 (45%) のままで PaO_2 100 mmHg, $PaCO_2$ 44 mmHg
第7病日：O_2 鼻カヌラ 3 L／分で HCU 退室となった.

ココがポイント！
- IPPV からの離脱で抜管後に NHF が使用できる.
- 再挿管の判断とその防止における NHF の位置付けは未確定.

この症例から学んだこと
- 挿管下人工呼吸からの離脱における NHF の使用を学んだ.

挿管下人工呼吸後のNHF

今までですと，挿管下人工呼吸からの離脱過程でpressure support（PS）圧と換気回数を段階的に減らせたら，そこから先はspontaneous breathing test（SBT）によって自発呼吸に移行して，抜管に進むのが一般的でした．そのあとは，酸素吸入になるかNPPVに移行することが選択されます（図1）．

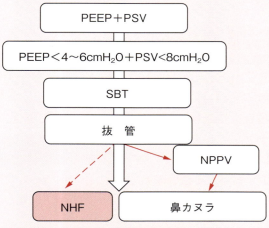

図1　人工呼吸器からの離脱の手順

最近用いられるようになったNHFは，高流量システムと死腔洗い出し効果により，高濃度酸素を安定して供給できるので抜管後の酸素療法に適していると推定されます．実際，スペインの7施設のICU入室患者計527名の抜管後再挿管の"low risk"患者を対象とした試験があります．ここで"low risk"とは65歳未満，Acute Physiology and Chronic Health Evaluation（APACH）II scoreが12未満，BMI 30未満，気道分泌のコントロールができていること，シンプルウィーニング，併存症0か1つ，心不全・中等症以上のCOPD・気道開存の問題・長期人工呼吸がないことを満たす群です．抜管後の24時間，無作為に従来型の酸素吸入かNHFかに割り付けました．一次評価項目は72時間以内の再挿管，二次評価項目は抜管後の呼吸不全，呼吸器感染症，敗血症・多臓器障害，ICU入室率などです．結果は，NHF群が有意に優れていました（[4.9%] vs [12.2%]；P = 0.004）．抜管後の呼吸不全の発生率もNHF群で少なかったです．（Hernández G, et al. JAMA 315：1354-1361, 2016）

Q&A 抜管後の再挿管の対処と防止策とは？

■ **抜管後のチェックポイント**：
抜管後の呼吸不全の再悪化はそんなに珍しいことではなく，10数％という統計もあります．表2にあるようなポイントを意識して観察します．

表2 抜管後のチェックポイント：SBTに準じて行う
1）呼吸数＞35回/分が5分以上連続しないか
2）SpO_2＜90％が5分以上継続しないか
3）心拍数＞120回/分または20回/分以上の変化が5分以上継続しないか
4）血圧＜90 mmHgまたは30 mmHg以上の変化が5分以上継続しないか
5）胸痛または心電図の異常（虚血または不整脈）がないか
6）明らかな呼吸困難，不穏，発汗がないか

■ マスク下酸素療法で，上記のどれかがあった場合：抜管後の呼吸不全を疑います．
■ 抜管後呼吸不全が明らかになった場合：抜管後に呼吸状態が再悪化した場合，再挿管までの時間が長いほど生命予後が悪いといわれています．すぐに再挿管とはせずに，NPPVを試みます．ただし，NPPVの適応外だったり，NPPVで酸素化が得られない場合は固執せずに再挿管するべきです．この時点でのNHFの位置づけはこれからの課題です．
■ **抜管後の再挿管の防止策**：
1) 抜管の成否の予測：抜管後の呼吸不全は0％にすることはできません．しかし抜管が成功する可能性の低い患者では無理な抜管を行わないことも大切です．抜管の可能性を評価するための指標として，最も期待される指標は呼吸数（回/分）/1回換気量（L）（f/VT：rapid shallow breathing index）と考えられています．呼吸不全患者では正常時と比較して呼吸が浅くて速いことが知られており，これを利用すると呼吸数のみを指標とするより予測精度が優れています．欧米ではf/VTが105〜110辺りで抜管の可能性を判断すれば良いとされます．
   また近年，気管チューブによる気道抵抗を計測し抵抗をキャンセルするのに必要なだけの陽圧補助を行うautomatic tube compensation（ATC）という換気モードを搭載した人工呼吸器があり，それを利用することで精度の高い予測ができる可能性もあります．
2) 喉頭浮腫の予防法としてステロイド投与があります．しかし小児では再挿管の危険率をさげるが（危険率0.68），成人では効果を示さない（危険率0.93）とされるので行われません．
3) NPPV：再挿管率や生命予後を指標とした場合，NPPVは抜管後呼吸不全に有効とはいえません．しかし，結局は再挿管せざるをえない症例でも再挿管を安全な体制で行うまでのつなぎとしては有用です．

症例 19　NPPVからの離脱の実際を知る

COPD増悪の67歳男性でNPPVからの離脱を学ぼう

- 67歳の男性．中等症のCOPDで外来通院していた．3日前から咽頭痛，鼻水，37.5℃の発熱とともに，呼吸困難が強くなり救急受診した．最近2年間COPDの増悪歴はない．

- 来院時，意識レベルはほぼ清明で，両側肺野にwheezeを認め，鼻カヌラ2L/分使用下でpH7.35，$PaCO_2$ 70.5mmHg，PaO_2 45.0mmHg，HCO_3^- 33.0mEq/LでありNPPVを開始した．第3病日には患者の状態も改善しこれからNPPVからの離脱を進めたい．

☑CHECK POINT

STEP1：病態をとらえる
- ☐ 低酸素血症はあるか？
- ☐ その病態は？
- ☐ 低酸素血症の程度は？
- ☐ 全身状態はどうか？
- ☐ 自発呼吸の状況と鎮静化の必要性はあるか？

STEP2：思考回路
- ☐ COPD急性増悪の診断からNPPVの使用を考える

STEP3：初期設定はこうする
- ☐ 設定はどうするか？

STEP4：第3病日での状況
- ☐ SpO_2（PaO_2），$PaCO_2$はどうか？
- ☐ NPPVからの離脱の検討？

STEP5：離脱開始からの目標
- ☐ どのように進めるか？

STEP6：離脱の完成後のチェックポイント
- ☐ うまくゆかないときは？

STEP 1：病態をとらえる

① **低酸素血症はあるか？**：来院時鼻カヌラ 2L／分使用下で pH7.35，$PaCO_2$ 70.5mmHg，PaO_2 45.0mmHg，HCO_3^- 33.0mEq／L と PaO_2 が低下しているので低酸素血症は明らか．

② **その病態は？**：pH をみると pH7.35 でアシドーシスがあります．次に，$PaCO_2$ 70.5mmHg と上昇しているので呼吸性アシドーシスがあることがわかります．慢性的な CO_2 の増加には，腎性代償作用が働き［HCO_3^-］が増加して pH を維持するように補正されます．この症例では［HCO_3^-］が増加しているのである程度持続性の，つまり慢性呼吸不全と判断できますが，pH7.35 と代償が不完全なので，急性呼吸不全の要素があると判断します．つまり，慢性呼吸不全の急性増悪と判断します．

③ **低酸素血症の程度は？**：COPD の増悪による慢性呼吸不全の急性増悪．

④ **全身状態はどうか？**：BP134／80，HR110／分，RR30／分，体温 37.4℃です．聴診では，全肺野で wheeze と呼気の延長がありました．そして重要なのは意識状態ですね．意識レベルはほぼ清明でした．

⑤ **自発呼吸の状況と鎮静化の必要性**：呼吸は努力性で頻呼吸（＞20 回／分）です．NPPV を考慮しているので一般的には鎮静は行いません．

STEP 2：思考回路

① **呼吸不全に対する治療とその原因の治療を分けて考える．**
② **呼吸不全の治療**：COPD の増悪による II 型慢性呼吸不全の急性増悪：低酸素状態からの脱却と CO_2 ナルコーシスの防止．
③ **呼吸療法の優先順位**：患者からみて侵襲の少ないものから，必要に応じて step up.
具体的には：
まず，鼻カヌラで低流量（具体的には 0.5〜1L／分）酸素投与を開始し，20〜30 分後に動脈血ガス分析を行い，PaO_2 ＞60mmHg かつ $PaCO_2$ の前回よりも低下がない場合：
ベンチュリーマスク（高流量マスク）での酸素投与：このケースでは $PaCO_2$ ＞70mmHg で pH7.25 と低下しており，時を移さず NPPV の適応と思われます．
④ **まずは NPPV を検討**

 □ **NPPV を開始するタイミング**：以上の酸素療法でも改善がなく，あるいは呼吸性アシドーシスが進行する場合，NPPV が行われます．表1に急性増悪時の導入基準を示します．表2には NPPV を避けたほうが良い場合を示します．

表1　急性期NPPVの導入基準
1. 高度の呼吸困難を認める
2. 薬物療法に反応不良である
3. 呼吸補助筋の著しい活動性，奇異呼吸を認める
4. 呼吸性アシドーシス（pH＜7.35），高二酸化炭素血症（$PaCO_2$＞45mmHg）
5. 胸部レントゲンで自然気胸を除外していること

表2　急性期NPPVを避けるべき基準
1. 呼吸停止
2. 心血管不安定（低血圧，不整脈，心筋梗塞）
3. 傾眠，精神障害，非協力的
4. 誤嚥の危険性が高い，粘性または大量の分泌物
5. 最近の顔面または胃食道の手術
6. 頭蓋骨，顔面の外傷，固定的な咽喉頭の異常
7. 極度の肥満

□ **NPPV開始にあたっての注意点**：この際，患者，家族に十分なインフォームドコンセントを行う必要がある．NPPVは気管挿管して人工呼吸管理を行う前の治療として選択する場合と，気管挿管を希望しない患者の最高限度としての治療法の2つの場合があり，この点を明確にしておく必要があります．

⑤ **原因の治療**：COPD増悪に対する治療：一般にABCつまり，Antibiotics（抗菌薬），Bronchodilator（気管支拡張薬の吸入），Corticosteroid（副腎皮質ステロイドの全身投与）が行われます（Global strategy for the diagnosis, management, and prevention of COPD：Revised 2014. Global initiative for Chronic obstructive lung disease（GOLD）. http://www.goldcopd.org）．

STEP 3：初期設定はこうする

① **導入手技**：NPPVは患者の自発呼吸が前提なので鎮静は行わない．
② **マスク**：確実に陽圧補助換気ができるように，フェイスマスクを用いる．
③ **機器**：入院患者なので据え置き型V60を選択
④ **S/Tモードで開始**
⑤ **設定条件**：
　IPAP：8cmH$_2$O
　EPAP：4cmH$_2$O
　呼吸数：16回/分
　酸素：吸入酸素濃度F$_{IO_2}$ 0.4で開始

STEP 4：第3病日での状況

① **NPPV使用後から30分**：呼吸回数が16回と改善し，S$_{pO_2}$も上昇した．

② 2時間後の動脈血液ガス：以下のように改善を示した．
　　pH 7.36, $PaCO_2$ 63.8mmHg, PaO_2 98.8mmHg, HCO_3^- 33.2mEq／L でした．
③ その後，条件を変更：S／T モード IPAP 12cmH_2O, EPAP 4cmH_2O, FIO_2 0.32 の条件下で，pH 7.42, $PaCO_2$ 50.8mmHg, PaO_2 88.8mmHg, HCO_3^- 33.2mEq／L であり，呼吸数も 12 回／分，意識清明で「呼吸楽です」
④ この時点で NPPV からの離脱を検討
　・KEYWORD にある条件を見て，S／T モード IPAP 12cmH_2O, EPAP 4cmH_2O, FIO_2 0.32 で呼吸良好であり，IPAP の低下を試みた．まず，10cmH_2O へ，さらに 8cmH_2O へ落として SpO_2 > 95％，RR 12／分，PR 90／分，患者の感想もよいことを確認して，第 3 病日は終了．

STEP 5：離脱開始からの目標

どのように進めるか？
① 第 4 病日：朝から状態が安定していることを確認後，さらに IPAP 8cmH_2O へ低下させて 1 時間経過，安定を確認後，1 時間をめどに自発呼吸：鼻カヌラ 3L／分で開始．SpO_2 > 95％，RR 16／分，PR 98／分で患者の呼吸苦なし，発汗などもなく経過．この日は結局昼食終了時まで鼻カヌラ 3L／分で行った．
② 第 5 病日：前日同様に自発呼吸開始．夕食後まで続行ののち夜間は S／T モード IPAP 8cmH_2O, EPAP 4cmH_2O, FIO_2 0.28 で過ごした．
③ 第 6 病日：患者の希望も強く，朝から翌朝まで自発呼吸：鼻カヌラ 2L／分で経過．翌朝も SpO_2 98％，RR 12／分，PR 78／分で呼吸苦なし．
④ 第 8 病日：室内気吸入下，PaO_2 78mmHg, $PaCO_2$ 45mmHg で呼吸苦なく，第 10 病日退院となった．

STEP 6：離脱の完成後のチェックポイント

うまくいかないときは？：退院後の NPPV 続行を考える．
COPD 急性増悪の同様の患者ですが，安静酸素 1L／分，労作時 2L／分，夜間 NPPV（ST モード IPAP 12cmH_2O, EPAP 4cmH_2O, FIO_2 30％）まで軽快するも，夜間自発呼吸とすると，翌朝のガスで PaO_2 56mmHg, $PaCO_2$ 60mmHg まで上昇あり，頭痛も訴える．
　・NPPV を中止して帰宅することを希望したが，第 15 病日まで試みるも失敗．
　・COPD の急性増悪で入院が必要な患者は 1 年以内に 23％ が死亡したという海外の報告があります．必ずしも日本の患者に当てはまらないかもしれませんが，予後が良くない状況であることは変わりありません．
　・COPD で II 型呼吸不全を繰り返している方は，今後も同様の増悪を繰り返す可能

性が高いです．COPD 患者の中に呼吸不全の進行が速く，増悪を繰り返す集団（フェノタイプ）がいることが予想されています（Groenewegen KH, et al. Chest 124：459-467, 2003）．このような症例では，可能であれば在宅での夜間 NPPV の導入が望ましいと考えます．
・在宅用の NPPV の機器を選定して在宅 NPPV への移行を検討する（症例 21 を参照）．

NPPV からの離脱の前提条件

NPPV からの離脱を進めるための条件：厳密なものはないですが，おおむね，
・EPAP：多くの場合の初期設定である 4 cmH$_2$O
・IPAP：多くの場合の初期設定である ≦ 8 cmH$_2$O
・F$_I$O$_2$ ≦ 0.4 で S$_p$O$_2$ ≧ 95％
・P$_a$CO$_2$ ≦ 45 〜 50 mmHg
であり，
・呼吸回数 ≦ 20 回 / 分あるいは安定期と同様
・脈拍数 ≦ 100 回 / 分あるいは安定期と同様
・患者の状態が平穏
（しばしば，マスク装着をうっとうしがる）
という感じだと思います．

NPPV からの離脱の実際とは？

- これもあまり成書には書いてありませんが，だいたい以下のようにしているところが多いと思います．
- **NPPV からの離脱手順**：これも厳密なものはないと思いますが，いわゆる on-off 法でやります．
    - まず，日中を選び，鼻カヌラか酸素マスクに変えて酸素吸入を行う．
    - 酸素流量は，O_2 1〜3 L/分とし，$SpO_2 \geq 95\%$ を維持する最低酸素流量を調整する．
    - 重症例や増悪を繰り返す例で，より厳格に FiO_2 を設定したい場合は，ベンチュリーマスクか NHF を用いる．
    - 移行後，しばらくはベッドサイドで患者の感想や状態を観察する．
    - 呼吸数，PR，$SpO_2 \geq 95\%$，努力性呼吸，発汗増加などに注意．
    - 呼吸苦や以上のモニタリングで悪化があれば NPPV にもどす．
    - 順調なら，たとえば朝から開始して，昼食後まで自発呼吸で．翌日は夕食後まで，そして翌日は終夜自発呼吸で翌朝の血液ガスで PaO_2 の低下，$PaCO_2$ の上昇をチェック．それがなければ自発呼吸に移行する．

ココがポイント！

- NPPV からの離脱にあたっては SpO_2，$PaCO_2$ をモニターしながら自発呼吸を延ばしてゆく．

この症例から学んだこと

● NPPV からの離脱の手法を学んだ．

症例 20 NPPVからIPPVへの移行について理解する

ARDSの70歳男性でNPPVからIPPVへの移行を学ぼう

- 70歳男性．平生は自立していたが，尿路感染症にて入院し，抗菌療法中であったが高熱と血圧低下がみられ，血液培養では2回大腸菌が検出され敗血症性ショックの診断で当院ICUへ転科．ドパミン，ドブタミン点滴下，血圧108/70，脈拍116回整，呼吸数32回/分で頻呼吸，チアノーゼなく，意識レベルJCS-10

- 両側肺野に粗いcrackles聴取，心音は雑音なく不整なし．胸部レントゲン像では両側全肺野に浸潤陰影が認められる．あらかじめ本人・ご家族と相談し，まずNPPVを用いて，必要なら気管挿管・人工呼吸器装着も行うこととなった．
酸素マスク6L/分でSpO_2 80％と改善なく，入室後第1病日にネーザルハイフローでFIO_2 0.6，流量30L/分でみたが，動脈血ガス分析はPaO_2 120mmHg，$PaCO_2$ 32mmHg，pH 7.45，BE 3.0であった．本人が呼吸困難強く，苦悶様であり，呼吸筋疲労が疑われたため第3病日にNPPV管理としたが，改善に乏しく，挿管下人工呼吸（intermittent positive pressure ventilation, IPPV）管理としようと思う．

☑CHECK POINT

STEP 1：病態をとらえる
- □ 低酸素血症はあるか？
- □ その病態は？
- □ 低酸素血症の程度は？
- □ 全身状態はどうか？
- □ 自発呼吸の状況と鎮静化の必要性は？

STEP 2：思考回路
- □ ARDSの診断からNPPVをつかう？

STEP 3：初期設定はこうする
- □ どう設定するか？
- □ アラーム設定はどうするか？

STEP 4：次の30分はこうする
- □ SpO_2（PaO_2），$PaCO_2$はどうか？

STEP 5：次の2時間はこうする
- □ SpO_2（PaO_2），$PaCO_2$はどうか？
- □ FIO_2はさげられるか？

STEP 6：12時間後の状態
- □ 12時間後までにFIO_2 0.6までさげられるか？

> **STEP 7**：IPPV を検討するタイミング
> - ☐ 呼吸状態，モニタリングから判断
> - ☐ IPPV の設定の実際
>
> **STEP 8**：次の 1 時間はこうする
> - ☐ PCV 下でのモニタリングとその評価
>
> **STEP 9**：はじめの 12 時間での目標
> - ☐ F_{IO_2} を 0.6 までさげられるか？

STEP 1：病態をとらえる

① 高度の低酸素血症：その原因は，肺胞レベルのガス交換障害．

- ☐ 酸素化指数 oxygenation index = P_{aO_2}/F_{IO_2} は $120/0.6 = 200$ です．

② 肺胞レベルのガス交換障害の原因は：ARDS．

- ☐ 表 1 に示すベルリン定義で軽症 ARDS で，呼吸療法の選択では図 1 のように NPPV が推奨されることと，高齢でなるべくなら挿管をしないことが申し合わされているので，まず NPPV を行うこととなりました．

表 1　ARDS の Berlin Definition

1. 発症時期
   臨床的誘因から 1 週間以内／呼吸症状の新たな発症・増悪から 1 週間以内
2. 胸部画像
   両側性の透過度低下—胸水，無気肺，腫瘤病変では完全に説明がつかないこと
3. 肺水腫の要因
   ・心不全や輸液過剰では説明がつかないこと
   ・リスクファクターが存在せず，静水圧性肺水腫を除外するには客観的評価（心エコーなど）を行うべし
4. 酸素化能
   Mild：$200 < P_{aO_2}/F_{IO_2} \leq 300$　PEEP or CPAP $\geq 5 cmH_2O$
   Moderate：$100 < P_{aO_2}/F_{IO_2} \leq 200$　PEEP $\geq 5 cmH_2O$
   Severe：$P_{aO_2}/F_{IO_2} \leq 100$　PEEP $\geq 5 cmH_2O$

（Intensive Care Med 38：1573, 2012）

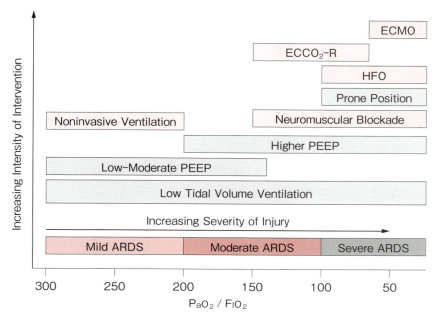

図1　ARDS の治療戦略
(Intensive Care Med 38：1573, 2012)

☐ ARDS とは何か？
敗血症，重症の外傷，熱傷，重症肺炎などによって急速に呼吸不全に陥る臨床例が注目され，その病態が，肺毛細血管の障害に基づく透過性亢進による肺水腫であるとされます．その基礎病態として全身性の過度の炎症性変化があり (systemic inflammatory response syndrome, SIRS)，さまざまな炎症性サトカインの過剰な産生が観察されます．診断のための定義が 2012 年，ベルリンでの会議で報告され，現在世界的な基準となっています (表 1)．

③ **呼吸管理法の選択**：NPPV．

☐ ARDS の場合は，軽症 (P/F > 200mmHg) では NPPV，中等症 (P/F < 200mmHg)，重症 (P/F < 100mmHg) では調節換気で PEEP モードを併用することが推奨されます．この症例のように，まずは NPPV で，という状況も実際には少なくありません．

④ **全身状態**：バイタルのモニターと安定が先決．

STEP 2：思考回路

① 重症の I 型 ($PaCO_2$ の上昇なし) 呼吸不全であり，浅い頻呼吸で呼吸困難感が強い：鎮静による心身の安静化とともに呼吸筋の疲労も防ぐ．
② **ARDS**：軽症に準じて NPPV で開始する．

STEP 3：初期設定はこうする

① **導入手技**：NPPVのため鎮静はしない．あらかじめ，マスクのことや呼吸法の原理などをわかりやすい言葉でゆっくり説明する．→本人の理解は良好で「お願いします」とのこと．
② **マスク**：確実に陽圧補助換気ができるように，フェイスマスクまたはヘルメット型を用いる．
③ **機器**：入院患者なので据え置き型V60を選択．
④ **S／Tモードで開始**．
⑤ **設定条件**：COPDなどに比べ，より高いPEEP効果が必要であるので，IPAP，EPAPともに高めに設定
　・S／Tモード
　・IPAP：12 cmH_2O
　・EPAP：6 cmH_2O
　・呼吸数：20回／分
　・吸気時間：1秒
　・酸素：吸入酸素濃度 FIO_2 1.0 で開始

 □ ただし，始めから設定圧で開始すると違和感などで成功しないことがあるので，IPAP 8 cmH_2O，EPAP 4 cmH_2O 程度から段階的にあげてゆきましょう．ARDSはいわば「肺が水浸し」となっているために肺が硬くコンプライアンスが低下します．つまり健常肺より高い圧をかけないと同じ一回換気量が得られません．

⑥ **アラーム設定**：既定値

 □ ただし，食道内圧の静止圧が20 cmH_2O 程度なので，胃酸逆流の防止のためにも最大気道内圧がこれを超えない程度が望ましいですね．

STEP 4：次の30分はこうする

① **SpO_2（PaO_2），$PaCO_2$ はどうか？**：呼吸数が20回と低下，SpO_2 94％前後でした．自覚的にも「楽になりました」とのこと．
② 動脈血液ガスでも FIO_2 1.0 で pH7.40，$PaCO_2$ 35 mmHg，PaO_2 80.0 mmHg，HCO_3^- 24.2 mEq／L と PaO_2 の改善あり．

●**行った対策**●
　現状で続行．
　EPAP：6 cmH_2O
　IPAP：12 cmH_2O

F_{IO_2}：1.0

STEP 5：次の 2 時間はこうする

- 動脈血液ガスで pH7.45，P_aCO_2 44mmHg，P_aO_2 100.0mmHg，HCO_3^- 29.0mEq/L と改善．呼吸数も 20 回/分と不変．

●行った対策●

このまま続行．

STEP 6：12 時間後の状態

- その後：F_{IO_2} の低下を試みるも，S_pO_2 ＜ 90 ％となり，断念
- EPAP，IPAP をあげていった
  EPAP：10 cmH$_2$O
  IPAP：24 cmH$_2$O
  呼吸数：12 回/分
  吸気時間：1 秒
  酸素：吸入酸素濃度 F_{IO_2} 0.8

とするも P_aCO_2 38 mmHg，P_aO_2 60 mmHg，pH 7.4 となった．
→ F_{IO_2} ≦ 0.6 を達成できず，本人も努力性呼吸となり不穏となった．

STEP 7：IPPV を検討するべきタイミング

- KEYWORD にあるように，表 2 の NPPV 中止の予測因子がみられたときは，ひきずることなく速やかに挿管下人工呼吸への移行を検討しましょう．そして表 3 のようなことがひとつでもあれば，決断するべきです．

① IPPV への移行の実際：
  1) 導入手技：貯気つき換気バッグ（ジャクソンリース）で有効な換気を行いながら，ミダゾラム（ドルミカム）2mg ＝ 2mL を静脈内投与
  2) 圧規定換気（従圧式換気，pressure controlled ventilation，PCV）へ移行

今までの設定と換気量を参考にして，
- 設定気道内圧：24 cmH$_2$O
- 吸気時間：1 秒

＊分時換気回数を 20 回とすると，1 回の呼吸時間が 3 秒，IE 比が 1：2 だと吸気時間がほぼ 1 秒

- F_{IO_2} 1.0
- PEEP 10 cmH$_2$O から開始

・PS 14cmH$_2$O に設定
* PEEP = EPAP = 10cmH$_2$O　PS = IPAP-EPAP = 24-10 = 14cmH$_2$O
② ミダゾラム持続点滴（0.02mg／kg／時）による鎮静を行った：自発呼吸は 16 回／分と維持されていた．
③ アラーム設定：
気道内圧上限（上限アラーム）：40cmH$_2$O
気道内圧下限（低圧アラーム）：10cmH$_2$O
無呼吸時間：15 ～ 20 秒
呼吸数上限：30 回／分
低 1 回換気量：300mL
* 期待する 1 回換気量× 0.6 で設定
低換気量：3.6L／分
* 期待する分時換気量（一回換気量×換気回数）× 0.6 で設定（KEYWORD 参照）

STEP 8：次の 1 時間はこうする

① 何をモニターするか？：S$_p$O$_2$（PaO$_2$），PaCO$_2$，分時換気量，呼吸数と最大気道内圧
② S$_p$O$_2$（PaO$_2$）をみて条件を修正：目標：S$_p$O$_2$ ＞ 95 ％を維持する
③ 1 時間後に動脈血ガス分析をする：
・データ：PaO$_2$ 132mmHg，PaCO$_2$ 40mmHg，pH 7.40，BE 0
・分時換気量：6L／分程度
・分時呼吸回数：18 ～ 24 回程度
・最大気道内圧：28cmH$_2$O
・自発呼吸が出現したが，ファイテイングなし

STEP 9：はじめの 12 時間での目標

① F$_I$O$_2$ を可能な限り，できれば 0.6（60 ％）までさげる
② 自発呼吸が 16 回／分程度．苦悶の様子もなく体動もあまりない：
なるべく自発呼吸を生かし，鎮静はせず
③ プラトー圧：30cmH$_2$O 未満に
●行った対策●
1. PCV モード
2. F$_I$O$_2$ 0.6 まで 0.1 ずつ低下
3. 気道内圧：25cmH$_2$O
4. 吸気時間：1 秒
5. PEEP 6cmH$_2$O まで 2cmH$_2$O ずつ段階的に落とす

6. PS 14cmH$_2$O のまま
7. ミダゾラム持続点滴（0.02mg／kg／時）は中止．

●結果●
- 分時換気量：8.5L／分程度
- 分時呼吸回数：20 回／分程度
- PEEP：8cmH$_2$O
- PS：8cmH$_2$O
- 動脈血ガス：PaO_2 88mmHg，PaCO_2 45mmHg，pH 7.390，BE ＋ 3.2

ほぼ目標が達成された．自発呼吸もファイテイングなく，最大気道内圧も 25cmH$_2$O 程度

＊結果として，NPPV から PCV にモードを変更して正解でした．

NPPV からいつ挿管下 IPPV への移行を決断するべきか

　NPPV 導入後短時間で効果がみられない場合は，躊躇せずに間欠的陽圧換気法（intermittent positive pressure ventilation，IPPV）に移行することが重要となります．

　移行へのタイミングは，アシドーシスの進行，PaCO_2 レベルや酸素化の改善度，意識状態の悪化などを参考にします（表2）．

表2　NPPV中止の予測因子：失敗する可能性を示唆するもの
最初の動脈血の pH が低い（7.3～7.22）
NPPV 施行後，短時間での pH の上昇（PaCO_2 の低下，呼吸数の低下も同様）がみられない
APACHE Ⅱ や SAPS Ⅱ で示される重症度が高い
X 線上，浸潤影がみられる
マスクを長い間着けることができない
意識状態が悪い，改善しない

APACHE Ⅱ，SAPS Ⅱ：集中治療室などにおける病態の重症度・予後評価に用いられる

表3　NPPV から気管挿管への移行を考慮する場合
・患者の病態が悪化
・動脈血ガス分圧が改善しない，または悪化
・気胸，痰の滞留，鼻梁のびらん，のような新たな症状または合併症の発現
・人工呼吸器の受け入れが悪い，または同調不良
・症状が軽減しない
・意識レベルの悪化
・患者および介護人が治療中止を望む

IPPVへ移行する前にするべきこと？

- まずはIPPVの長所を確認しておきましょう．
  長所：
  1) 確実に気道の確保ができる
  2) 換気量の確保とモニタリングが可能
  3) 気道内吸引が容易（痰が吸引しやすい）
  短所：しかし多くの問題点があります．
  1) 人工呼吸器関連肺炎などの感染症が増加
  2) 鎮痛鎮静が必要なことが多い
  3) 飲食ができない
  4) 会話ができない
  5) 口腔内クリーニングがやりにくい
  6) QOLが悪い
- したがって，こうした得失を十分理解して，患者・ご家族に説明し理解してもらう必要があります．

ココがポイント！
- NPPVで期待した効果が得られない場合はすみやかにIPPVへの移行を検討する．

この症例から学んだこと
- NPPVで改善しない場合のIPPVへの移行のタイミングとその実際を学んだ．

症例 21　COPD 患者の退院後の NPPV を考える

75 歳男性の COPD 増悪例から退院後の在宅 NPPV のケアまでを学ぼう

- 75 歳男性．5 年前から近医に COPD（中等度）で吸入加療を受けていた．昨年の冬に増悪で入院し，一時 NPPV を使用したが室内気で退院した．1 週間前から呼吸困難の増悪，喀痰量の増加を主訴にかかりつけ医受診，SpO_2 60％へ低下しており，当科受診された．

- V60 で NPPV，S / T モード IPAP 12cmH$_2$O，EPAP 6cmH$_2$O，F_IO_2 0.4 で開始，一時酸素カニュレ 1L / 分でも可能となったが，第 12 病日に誤嚥性肺炎の発症を契機に低酸素血症と高二酸化炭素血症が悪化，再び NPPV 装着を始めることになった．

☑CHECK POINT

STEP 1：病態をとらえる
- ☐ 低酸素血症はあるか？
- ☐ その病態は？
- ☐ 全身状態はどうか？
- ☐ 自発呼吸の状況と鎮静化の必要性はあるか？

STEP 2：思考回路
- ☐ COPD 急性増悪の診断から NPPV の使用を考える

STEP 3：初期設定はこうする
- ☐ 設定はどうするか？

STEP 4：次の 30 分はこうする
- ☐ SpO_2（PaO_2），$PaCO_2$ はどうか？

STEP 5：次の 2 時間はこうする
- ☐ モニタリングと対応

STEP 6：その後 1 時間の状態
- ☐ モニタリングから NPPV からの離脱を試みる

STEP 7：退院後の呼吸療法を検討する
- ☐ NPPV の決定と酸素流量の決定法？

STEP 8：退院
- ☐ 退院後の呼吸管理を決定する
- ☐ フォローアップの体制を整える

STEP 1：病態をとらえる

① **低酸素血症はあるか？**：鼻カヌラ1L／分使用下でpH7.24，$PaCO_2$ 72.0mmHg，PaO_2 45.0mmHg，HCO_3^- 32.2mEq／Lで低酸素血症は明らか．

② **その病態は？**：pHをみると7.24でアシドーシスがあります．次に，$PaCO_2$ 72.0mmHgと上昇しているので呼吸性アシドーシスがあることがわかります．慢性的なCO_2の増加には，腎性代償作用が働き［HCO_3^-］が増加してpHを維持するように補正されます．この症例では［HCO_3^-］が増加しているのである程度持続性の，つまり慢性呼吸不全と判断できますが，pH7.24と代償が不完全なので，急性呼吸不全の要素があると判断します．つまり，慢性呼吸不全の急性増悪と判断します．つまり誤嚥性肺炎をきっかけに再増悪したと判断します．

③ **全身状態はどうか？**：BP114／80，HR110／分，RR22／分，体温37.5℃です．聴診では，みぎ肺野でcracklesと呼気の延長がありました．意識状態はJCS1-1で意識レベルの低下は著明ではありません．

④ **自発呼吸の状況と鎮静化の必要性**：呼吸は努力性で頻呼吸（＞20回／分）です．

STEP 2：思考回路

① **呼吸不全に対する治療とその原因の治療を分けて考える．**

② **呼吸不全の治療**：COPDの増悪によるⅡ型慢性呼吸不全の急性増悪：低酸素状態からの脱却とCO_2ナルコーシスの防止．

③ **呼吸療法の優先順位**：患者からみて侵襲の少ないものから，必要に応じてstep up．具体的には：

すでに，鼻カヌラで1L／分酸素投与下で，動脈血ガス分析：PaO_2 ＜＜ 60mmHgかつ$PaCO_2$の増加が著明なため，ベンチュリーマスク（高流量マスク）での酸素投与で様子を見るのは危険，ゆえに時を移さずNPPVの適応と思われます．

④ **COPD急性増悪の診断からNPPVの使用を考える．**

□ **NPPVを開始するタイミング**：以上の酸素療法でも改善がなく，あるいは呼吸性アシドーシスが進行する場合，NPPVが行われます．表1に急性増悪時の導入基準を示します．表2にはNPPVを避けたほうが良い場合を示します．

表1　急性期NPPVの導入基準
1．高度の呼吸困難を認める
2．薬物療法に反応不良である
3．呼吸補助筋の著しい活動性，奇異呼吸を認める
4．呼吸性アシドーシス（pH＜7.35），高二酸化炭素血症（$PaCO_2$＞45mmHg）
5．胸部レントゲンで自然気胸を除外していること

> **表2 急性期NPPVを避けるべき基準**
> 1. 呼吸停止
> 2. 心血管不安定（低血圧，不整脈，心筋梗塞）
> 3. 傾眠，精神障害，非協力的
> 4. 誤嚥の危険性が高い，粘性または大量の分泌物
> 5. 最近の顔面または胃食道の手術
> 6. 頭蓋骨，顔面の外傷，固定的な咽喉頭の異常
> 7. 極度の肥満
>
> 以上からNPPVの導入適応ありと考えました．
> □ NPPV開始にあたっての注意点：この際，患者，家族に十分なインフォームドコンセントを行う必要があります．NPPVは気管挿管して人工呼吸管理を行う前の治療として選択する場合と，気管挿管を希望しない患者の最高限度としての治療法の2つの場合があり，この点を明確にしておく必要があります．この方はNPPVを最終の呼吸管理の方法とすることとなりました．

⑤ **原因の治療**：COPD増悪に対する薬物治療．

STEP 3：初期設定はこうする

設定はどうするか？
① **導入手技**：NPPVは患者の自発呼吸が前提なので鎮静は行わない．
② **マスク**：確実に陽圧補助換気ができるように，フェイスマスクを用いる．
③ **機器**：入院患者なので据え置き型V60を選択．
④ **S/Tモードで開始**
⑤ **設定条件**：
　IPAP：12cmH$_2$O
　EPAP：6cmH$_2$O
　呼吸数：16回/分
　吸気時間：1秒
　酸素：吸入酸素濃度F$_{IO_2}$ 0.4で開始
入院時の初期設定と同様としました．

STEP 4：次の30分はこうする

① **SpO_2（PaO_2），PaCO_2はどうか？**：呼吸数が20回と低下，SpO_2 90％前後でした．自覚的にも「楽になりました」とのこと．
② 動脈血液ガスでもF$_{IO_2}$ 0.4でpH7.30，PaCO_2 64.5mmHg，PaO_2 60.0mmHg，HCO$_3^-$ 32.2mEq/LとPaCO_2の低下とPaO_2の改善あり．

● **行ったこと** ●
　現状で続行．

EPAP：6cmH$_2$O
　　　IPAP：12cmH$_2$O
　　　F$_{IO_2}$：0.4

STEP 5：次の2時間はこうする

- 動脈血液ガスで pH7.35, P$_{a}$CO$_2$ 60.5mmHg, P$_{a}$O$_2$ 80.0mmHg, HCO$_3^-$ 32.0mEq／L と改善. 呼吸数も16回／分と低下.

　●行った対策●
　　このまま続行.

STEP 6：その後1週間の状態

- その後：2日後には,
　IPAP：8cmH$_2$O
　EPAP：4cmH$_2$O
　呼吸数：12回／分
　吸気時間：1秒
　酸素：吸入酸素濃度 F$_{IO_2}$ 0.3
　で P$_{a}$CO$_2$ 50mmHg, P$_{a}$O$_2$ 90mmHg, pH 7.38 となった.
- その翌日には昼間は鼻カヌラ 2L／分で自発呼吸, 夜間上記条件でNPPVとして順調であったが, NPPVをオフにすると夕刻には呼吸困難と呼吸数も26回／分と増加し, 朝は頭痛を訴え, 動脈血液ガスで pH7.25, P$_{a}$CO$_2$ 70.5mmHg, P$_{a}$O$_2$ 60.0mmHg, HCO$_3^-$ 32.0mEq／L と悪化.
1週間後にも状態はそれ以上改善しなかった.

STEP 7：退院後の呼吸療法を検討する

- COPDの増悪で入院が必要な患者は1年以内に23％が死亡したという海外の報告があります.
- COPDでⅡ型呼吸不全を繰り返している方は, 今後も同様の増悪を繰り返す可能性が高いです（Groenewegen KH, et al. Chest 124：459-467, 2003）. このような症例では, 可能であれば在宅での夜間NPPVの導入が望ましいと考えます.
- 在宅用のNPPVの機器とは？
病院で使用する据置型NPPV, V60の場合は吸入酸素濃度が設定可能ですが, 在宅用のNPPV機器は酸素供給システムはないので, 酸素が必要な場合は酸素濃縮器を使用することが一般的です.

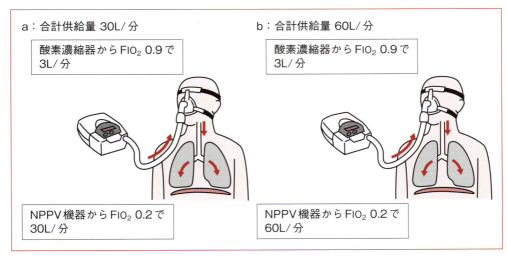

図1 リークがある時の吸入酸素濃度の違い

- 在宅時の酸素流量はどのように決定するか？

  在宅用のNPPVでもリークが必ずあります．リーク量が多いと，空気が設定した圧を維持するために送り込まれるため，供給した酸素は相対的に低下します．だから，実際に使用して適正な酸素投与量を確認する必要があります．

  例えば，図1のようにリーク補正されて酸素＋空気の合計供給量が30L／分の場合（図1a）と，60L／分の場合（図1b）で考えてみましょう．酸素投与量（酸素濃縮器ではF$_{IO_2}$ = 0.9）は3L／分と想定してみて下さい．

  図1aでは，$(3 \times 0.9 + (30-3) \times 0.2) / 30 \times 100 = 27\%$，図1bでは，$(3 \times 0.9 + (60-3) \times 0.2) / 60 \times 100 = 23.5\%$です．

  つまり同じ3L／分で在宅酸素を投与したとしても，リーク量によって，計測上の吸入酸素濃度が異なることがわかります．

  したがって入院中に設定条件を調整する必要があるんですね．

STEP 8：退　院

- ご本人・家人に機器の使い方などの注意点を説明し，退院することになりました．
  設定条件は，
  酸素投与量：（安静時1L／分，労作時2L／分，NPPV使用時2L／分）
  NPPV：S／Tモード IPAP 8cmH$_2$O，EPAP 4cmH$_2$O 夜間のみ使用
- 退院後の注意点：外来でどのような点に注意し治療するのですか？

  II型呼吸不全を有するCOPD患者では，低酸素血症および高二酸化炭素血症が問題になります．低酸素血症は，S$_pO_2$の値から推測できますが，高二酸化炭素血症

の推定は簡単ではないです．確かに$PaCO_2$を経皮的に測定する機器はありますが，一般的には使用されていません．そこで，身体所見から，高二酸化炭素血症を疑う所見があれば，血液ガスを採取します．高二酸化炭素血症を疑う所見を知っていますか？

- 高二酸化炭素血症を疑うべき時：正確なものはありませんが，朝の頭痛や羽ばたき振戦，さらに眠気（意識障害）に注意します．また，Hot hand が，CO_2 の末梢血管拡張作用によってみられると，ベースラインと比べて 5 mmHg 程度の CO_2 の上昇を示唆する所見とされています（Gross NJ, et al. Br Med J 2：1096-1097, 1963）．
- それらはもちろん完全ではないので，動脈血ガスの定期的なチェックが必要になると思います．
- さらに，最近の機器では目標肺胞換気量を維持するようにプレッシャーサポートとバックアップ呼吸回数を自動調整する機能（iVAPS モードなど）を搭載したものもあります．
- また，内蔵バッテリ搭載により，突然の停電にも安心して在宅 NPPV 療法が続けられる機器も増えています．全国各地で地震などによる停電が危惧される中，重要な機能だと思います．

NPPV でのメンタルケア

　適切なメンタルケアは，NPPV の継続にとても大切です．とくに，NPPV とその関連治療の必要性や実際的なやり方について理解してもらうことがすべての前提になります．そのための患者および家族・同居者・協力者への教育と，打ち合わせが必要です．退院後の機器の選定が決まり次第，業務担当者との打ち合わせが開始されます．

　せん妄を予防することで予後の改善が期待できます．

　睡眠をしやすい環境整備（消音や照明），日中の活動性が大切です．

　入眠導入薬のうちベンゾジアゼピン系はむしろせん妄の誘因となりうるので，なるべく避けたいです（Vozoris NT, et al. Eur Respir J 44：332-340, 2014.）．もっとも最新のメタアナリシスでは安全で有用との結論も得られていますが……（Lu XM, et al. Int J Chron Obstruct Pulmon Dis 11：675-685, 2016）．最近使用可能となった非ベンゾジアゼピン系の薬剤，エスゾピクロン，ゾルピデムなどはより安全に使用できると考えられています．

Q&A 在宅 NPPV のケア

- **わが国の在宅 NPPV の実態**：在宅における NPPV 療法を受ける患者数は年々増えています．対象となる主な疾患は，1 位 COPD（慢性閉塞性肺疾患），2 位 肺結核後遺症，3 位 神経筋疾患となっています（日本呼吸器学会 NPPV ガイドライン作成委員会編：「NPPV（非侵襲的換気療法）ガイドライン改訂第 2 版」，2015）．
- **慢性呼吸不全の NPPV 療法適応基準**：表 3 をご覧ください（同上から引用）．そのうえで，在宅を中心とした慢性期 NPPV のケアについて述べます．

表 3　慢性期 NPPV の適応
COPD（慢性期）
1. あるいは 2. に示すような自・他覚症状があり，3. の (a) 〜 (c) いずれかを満たす場合．   　1. 呼吸困難感，起床時の頭痛・頭重感，過度の眠気などの自覚症状がある．   　2. 体重増加・頸静脈の怒張・下肢の浮腫などの肺性心の徴候．   　3. (a) $PaCO_2 \geqq 55\,mmHg$ 　　　　$PaCO_2$ の評価は，酸素吸入症例では，処方流量下の酸素吸入時の $PaCO_2$，酸素吸入をしていない症例の場合，室内気下で評価する．   　　 (b) $PaCO_2 < 55\,mmHg$ であるが，夜間の低換気による低酸素血症を認める症例   　　　　夜間の酸素処方流量下に終夜睡眠ポリソムノグラフィー（PSG）あるいは SpO_2 モニターを実施し，$SpO_2 < 90\%$ が 5 分間以上継続するか，あるいは全体の 10% 以上を占める症例．また，閉塞性睡眠時無呼吸症候群（OSAS）合併症例で，経鼻持続陽圧呼吸（nasal CPAP）のみでは夜間の無呼吸，自覚症状が改善しない症例．   　　 (c) 安定期の $PaCO_2 < 55\,mmHg$ であるが，高二酸化炭素血症を伴う増悪入院を繰り返す症例．
拘束性換気障害（肺結核後遺症・脊椎後側彎症など）
● 自・他覚症状として，起床時の頭痛，昼間の眠気，疲労感，不眠，昼間のイライラ感，性格変化，知能の低下，夜間頻尿，労作時呼吸困難，体重増加・頸静脈の怒張・下肢の浮腫などの肺性心の徴候のいずれかがある場合，以下の (a)，(b) の両方あるいはどちらか一方を満たせば長期 NPPV の適応となる．   　(a) 昼間覚醒時低換気（$PaCO_2 > 45\,mmHg$）   　(b) 夜間睡眠時低換気（室内気吸入下の睡眠で $SpO_2 < 90\%$ が 5 分間以上継続するか，あるいは全体の 10% 以上を占める）   ● 上記の自・他覚症状のない場合でも，著しい昼間覚醒時低換気（$PaCO_2 > 60\,mmHg$）があれば，長期 NPPV の適応となる．   ● 高二酸化炭素血症を伴う急性増悪入院を繰り返す場合には長期 NPPV の適応となる．

（NPPV（非侵襲的陽圧換気療法）ガイドライン改訂第 2 版 日本呼吸器学会 NPPV ガイドライン作成委員会（編）2015）

- **マスクの選択と皮膚障害の予防，対策**：鼻，口，口鼻，フルフェイス，ピロータイプなど各種ありますが，要は患者さんが快適でかつ必要な換気量が得られるかです．

- **食事・栄養**：口腔内の乾燥や衛生状況についてのチェック，さらに誤嚥リスクがありそうなら入院中に嚥下機能の評価を行って，必要ならゼリー食などの特殊食も含めて退院後の食事内容を決めましょう．NPPV中は口を開けていることも多く，唾液分泌の低下や水分摂取不足，また乾燥により粘膜防御機能の低下が問題です．
- **モニタリングと機器の保守点検**：患者本人および家族・介護者による日常の体調の記録，具体的には呼吸困難，咳・痰の多寡，発熱などに加え，小型の酸素飽和度計（3万円前後，JIS規格に合格していることが大切．患者家族用の説明文書を日本呼吸器学会が公開しています：www.jrs.or.jp / uploads / … / pulse-oximeter_general.pdf）によるSpO_2のモニタリングも有用です．どのような病状の変化があったら，受診するべきか？などをあらかじめ打ち合わせましょう．最近の機器には内蔵チップによって，受診ごとに使用状況や同調性，リーク量などまでモニターできるものもあります．月1回の外来受診が必要となっています．
- **社会支援・介護保険・地域医療連携**：在宅NPPVは健康保険の適用です．また身体障害者の申請も大切です．介護保険の認定と利用計画など，入院中のメディカルソーシャルワーカー（MSW）と訪問看護ステーション，介護士，地域医療機関との連携を進めることが重要です．

ココがポイント！

- 在宅NPPV療法は本人・家族の理解を前提として，チーム医療をフル稼働させることが大切．

この症例から学んだこと

- 在宅NPPVの決定とそのフォローアップを学んだ．

■略語表

略語	欧文名	和文名
$AaDO_2$	alveolar arterial tension difference of O_2	肺胞気動脈血酸素分圧較差
ALI	acute lung injury	急性肺損傷
ARDS	acute respiratory distress syndrome	急性呼吸促迫症候群または急性呼吸窮迫症候群
AVAPS	average volume assured pressure support	平均換気量保持機能
BE	base excess	塩基過剰
BP	blood pressure	血圧
CMV	continuous mandatory ventilation	持続強制換気
COPD	chronic obstructive pulmonary disease	慢性閉塞性肺疾患
CPAP	continuous positive airway pressure	持続陽圧換気
EIP	end-inspiratory pause	吸気終末ポーズ
EPAP	expiratory positive airway pressure	呼気陽圧
FIO_2	inspired oxygen fractional concentration	吸入気酸素濃度
GOLD	Global Initiative for Chronic Obstructive Lung Disease	COPDの国際ガイドライン
HCO_3^-	bicarbonate ion	重炭酸イオン
HR	heart rate	心拍数
IE比	inspiratory-expiratory ratio	吸気・呼気相比
IPAP	inspiratory positive airway pressure	吸気陽圧
IPPV	intermittent positive pressure ventilation	侵襲的陽圧換気
JCS	Japan coma scale	日本式昏睡尺度
IRV	inversed ratio ventilation	逆比率換気
NHF	nasal high flow	ネーザルハイフロー
NPPV	non-invasive positive pressure ventilation	非侵襲的陽圧換気
$PaCO_2$	arterial CO_2 partial pressure	動脈血二酸化炭素分圧
PaO_2	arterial O_2 partial pressure	動脈血酸素分圧
P/F	PaO_2/FIO_2, oxygenation index	酸素化指数
PCV	pressure-controlled ventilation	圧規定換気
PEEP	positive end expiratory pressure	呼気終末陽圧
PS	pressure support	圧支持
RR	respiration rate	呼吸数
SBT	spontaneous breathing trial	自発呼吸試験
SIMV	synchronized intermittent mandatory ventilation	同期的間欠的強制換気
SpO_2	pulse oximeter saturation	経皮的酸素飽和度
TIPPV	tracheostomy intermittent positive pressure ventilation	気管切開下IPPV
VAP	ventilator-associated pneumonia	人工呼吸器関連肺炎
VCV	volume-controlled ventilation	量規定換気

和文索引

あ
圧規定換気　54
アラーム　55

い
Ⅰ型呼吸不全　28
インピロンR　3
インフォームドコンセント　101

え
エスゾピクロン　148
嚥下障害　95
嚥下性肺炎　92

か
介護保険　150
開放回路　45
回路接続不良　55
加温加湿器　12
間欠的陽圧換気法　141
感染防止のケア　116

き
気管支拡張薬　21
気道内圧下限　55
気道内圧上限　55
急性心不全　25
　──の呼吸管理　28
急性肺水腫　69
筋萎縮性脊索硬化症　85

こ
抗菌薬　21
口腔ケア　95
口腔・鼻腔の乾燥　102
高流量システム　6, 11

高齢者肺炎　92
誤嚥　95
呼気ポート　55
呼吸回数下限　55
呼吸回数上限　55
呼吸管理困難例　103
呼吸リハビリテーション　90

さ
在宅NPPV　149
　──のケア　149
サポートアーム　44
酸素供給圧低下　55
酸素ブレンダー　12

し
死腔洗い出し効果　17
持続気道陽圧　54
社会支援　150
重症市中肺炎　8
神経筋疾患　86
　──の呼吸管理　88
心不全　67, 69

す
スキントラブル　102

せ
喘息重篤発作　71
喘息の呼吸管理　76
せん妄　148

そ
ゾルピデム　148

た
退院後の呼吸療法　146

ち
地域医療連携　150

て
低流量システム　11
適応補助換気　70

と
特発性肺線維症　14, 18
トータルフェイスマスク　37
トリガー　60

に
Ⅱ型呼吸不全　28

ね
ネーザルハイフロー　3, 11
粘液線毛クリアランス　11
粘膜繊毛クリアランス　119

は
敗血症　79

ひ
鼻カヌラ　3
非侵襲的陽圧持続換気　36
皮膚障害の予防　149
鼻マスク　37

ふ
フェンタニル　64
フォーヘッドパッド　44
副腎皮質ステロイド　21
腹部膨満感　102
フルフェイスマスク　37
プレセデックス　64

プロング 9
分時換気量下限 55

へ

閉鎖回路 45
ヘッドギア 44
ヘルメット型マスク 37
ベンゾジアゾピン系 148

ほ

保守点検 150

ま

マスク 44
　——の選択 149
　——フィッティング 44, 61, 100

み

ミダゾラム持続点滴 140

む

無呼吸 55

め

メカニカル・イン-エクサフレーション 90
メチルプレドニゾロン 16
眼の乾燥 102
免疫低下状態 117
免疫不全 111
メンタルケア 148

ら

ライズタイム 61

り

リザーバー付きマスク 3, 11

欧文索引

A

adaptive servo ventilation 70
ALS 85
amyotrophic lateral sclerosis 85
Antibiotics 21
Apnea 55
ARDS 79, 135
　——の呼吸管理 83
　——の治療戦略 80
ASV 70
AVAPS 54, 103
　——の使い方 109
average volume assured pressure support 54

B

Berlin Definition 80, 136

Bronchodilator 21

C

continuous positive airway pressure 38, 54
COPD 増悪 19, 30, 32, 40, 47, 56, 105, 129, 143
　——時の初期設定 59
Corticosteroid 21
CPAP 38, 54

D

Disconnect 55
Duchenne 型筋ジストロフィー 90

E

Exh.Port 55

H

Hi P 55
Hi Rate 55

I

intermittent positive pressure ventilation 141
IPPV 122, 141

L

Lo Min Vent 55
Lo P 55
Low Rate 55

N

nasal high flow 3, 11

NHF　3, 11
　——の禁忌　9
　——の限界　28
　——の原理　12
　——の適応　9
　——の適応と禁忌　23
non-invasive positive pressure
　ventilation　36
NPPV　36
　——からの離脱　129, 133
　——の合併症　97, 102
　——の基本　36
　——の適応　65
　——のリーク　45
　——の利点と欠点　39

O

O_2 Flow　55

P

PCV　54
PEEP 効果　22
positive end expiratory pressure
　23
pressure control ventilation　54

R

Ramp 機能　110
rise time　61

S

S/T　38, 54
spontaneous　38
　——/timed　38, 54

V

V60　3, 52, 60

検印省略

NPPV とネーザルハイフロー
明日から使うための必修メソッド

定価（本体 4,500 円＋税）

2017年4月5日　第1版　第1刷発行
2019年8月5日　同　　第3刷発行

著　者	滝澤　始（たきざわ　はじめ）
発行者	浅井　麻紀
発行所	株式会社 文 光 堂
	〒113-0033　東京都文京区本郷7-2-7
	TEL（03）3813-5478（営業）
	（03）3813-5411（編集）

Ⓒ滝澤 始, 2017　　　　　　　　　　　　　印刷・製本：広研印刷

ISBN978-4-8306-1734-8　　　　　　　　　　Printed in Japan

- 本書の複製権，翻訳権・翻案権，上映権，譲渡権，公衆送信権（送信可能化権を含む），二次的著作物の利用に関する原著作者の権利は，株式会社文光堂が保有します．
- 本書を無断で複製する行為（コピー，スキャン，デジタルデータ化など）は，私的使用のための複製など著作権法上の限られた例外を除き禁じられています．大学，病院，企業などにおいて，業務上使用する目的で上記の行為を行うことは，使用範囲が内部に限られるものであっても私的使用には該当せず，違法です．また私的使用に該当する場合であっても，代行業者等の第三者に依頼して上記の行為を行うことは違法となります．
- [JCOPY]〈出版者著作権管理機構 委託出版物〉
本書を複製される場合は，そのつど事前に出版者著作権管理機構（電話 03-5244-5088, FAX 03-5244-5089, e-mail : info@jcopy.or.jp）の許諾を得てください．